浙江省普通高校"十三五"新形态教材

药物化学简明教程

杜文婷　主编

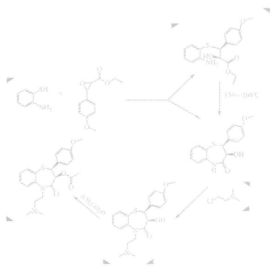

化学工业出版社

·北京·

本书的重点是药物解析，包括药物的化学名（英文化学名）、结构特征、理化性质（稳定性）、作用机制、体内代谢、构效关系、合成路线、结构改造、临床用途等，以点带面，将重点药物对应的章节重点铺开。本书最后列出了典型药物的中英文对照，便于学生学习。本书配有二维码数字资源，通过扫描二维码可获得药物的讲解视频、章节测试题等资源，供使用者查阅学习。

　　本书不仅可以作为本科药学及相关专业学生的教学用书，还可作为药学从业者的参考书。

图书在版编目（CIP）数据

　　药物化学简明教程/杜文婷主编. —北京：化学工业出版社，2020.2

　　ISBN 978-7-122-35861-5

　　Ⅰ.①药⋯　Ⅱ.①杜⋯　Ⅲ.①药物化学-高等学校-教材　Ⅳ.①R914

　　中国版本图书馆 CIP 数据核字（2019）第 286315 号

责任编辑：蔡洪伟　　　　　　　　　　　文字编辑：王　芳
责任校对：张雨彤　　　　　　　　　　　装帧设计：李子姮

出版发行：化学工业出版社（北京市东城区青年湖南街 13 号　邮政编码 100011）
印　　刷：三河市航远印刷有限公司
装　　订：三河市宇新装订厂
787mm×1092mm　1/16　印张 9¾　字数 208 千字　　2020 年 4 月北京第 1 版第 1 次印刷

购书咨询：010-64518888　　　售后服务：010-64518899
网　　址：http://www.cip.com.cn

凡购买本书，如有缺损质量问题，本社销售中心负责调换。

　定　　价：38.00 元　　　　　　　　　　　　　　　　版权所有　违者必究

编写人员名单

主　编　杜文婷（杭州医学院，教授）

副主编　李　军（杭州医学院，副教授）

　　　　　陈　静（浙江中医药大学，副教授）

参　编　代洪亮（江苏科技大学，讲师）

　　　　　黄文海（浙江省医学科学院，研究员）

　　　　　刘志刚（华东医药有限股份公司，工程师）

　　　　　徐桂清（河南师范大学，副教授）

　　　　　严　人（浙江大学，实验师）

　　　　　王　剑（杭州医学院，讲师）

前 言

　　《药物化学简明教程》是由杭州医学院药物化学课程组联合浙江中医药大学药物化学课程组，并协同浙江省医学科学院、浙江大学、河南师范大学、绍兴文理学院等高校的优秀药物化学教师共同编写，力争从基本理论、临床应用、药化前沿等方面保证教材质量。为了编写出适用于培养药学应用型人才的教材并与行业接轨，特邀请药物研发企业的资深专家参与编写药物的合成路线，与实际生产紧密相连；本书还邀请了三甲医院药学部资深专家参与编写药物临床用途、不良反应、配伍禁忌等内容，将药物在一线临床的使用情况编入教材。

　　《药物化学简明教程》方便学生梳理、巩固知识点或查询重点药物的相关知识，它的编排策略是以重点药物类群为模块，将所有章节串联起来。《药物化学简明教程》将药物化学的理论知识与药品实际生产、临床使用等行业信息整合起来，并通过扫描二维码获得资源，增强了本教材的实用性和简明性。

　　《药物化学简明教程》是浙江省普通高校"十三五"第二批新形态教材，内容与浙江省第一批新形态教材《药物化学实验教程》相匹配，可配套用于药物化学课程教学（建议 96 学时）。

　　《药物化学简明教程》配备的数字资源，共享于"浙江省高等学校药物化学在线开放课程"（http://www.zjooc.cn/），一方面可以利用课程网站开展线上和线下相结合的教学模式，另一方面教材本身以嵌入二维码的纸质教材为载体，收录了药物化学课程相关的视频、课件、知识点等数字资源，将教学内容、课堂和教学资源三者融合，实现教材出版的新模式。

　　本书在编写过程中，参考了有关专家的文献资料，在此一并表示最衷心的感谢！

编　者

2019 年 11 月

目 录

第一章
中枢神经系统药物

一、镇静催眠药 / 001
  1. 异戊巴比妥　Amobarbital / 001
  2. 地西泮　Diazepam / 004
  3. 艾司唑仑　Estazolam / 007
  4. 酒石酸唑吡坦
    Zolpidem Tartrate / 007

二、抗癫痫药 / 007
  1. 苯巴比妥　Phenobarbital / 008
  2. 苯妥英钠
    Phenytoin Sodium / 008
  3. 卡马西平　Carbamazepine / 009
  4. 普洛加胺　Progabide / 010

三、抗精神病药 / 011
  1. 盐酸氯丙嗪
    Chlorpromazine
    Hydrochloride / 011
  2. 氟哌啶醇　Haloperidol / 014
  3. 氯氮平　Clozapine / 014

四、镇痛药 / 014
  1. 盐酸吗啡
    Morphine Hydrochloride / 015
  2. 盐酸哌替啶
    Pethidine Hydrochloride / 016
  3. 盐酸美沙酮
    Methadone Hydrochloride / 017

五、神经退行性疾病治疗药物 / 018
  1. 左旋多巴　Levodopa / 018
  2. 盐酸罗匹尼罗
    Ropinirole Hydrochloride / 019
  3. 盐酸普拉克索
    Pramipexole Dihydrochloride / 020
  4. 盐酸多奈哌齐
    Donepezil Hydrochloride / 020
  5. 利伐司替明
    Rivastigmine / 021

第二章
外周神经系统药物

一、胆碱能药物 / 025
  1. 溴新斯的明
    Neostigmine Bromide / 025
  2. 硫酸阿托品
    Atropine Sulfate / 026
  3. 苯磺酸阿曲库铵
    Atracurium Besylate / 027

二、肾上腺素受体激动剂 / 027
　　1. 肾上腺素　Epinephrine / 027
　　2. 盐酸麻黄碱
　　　Ephedrine Hydrochloride / 029
　　3. 沙丁胺醇　Salbutamol / 030

三、组胺 H₁ 受体拮抗剂 / 031
　　1. 马来酸氯苯那敏
　　　Chlorphenamine Maleate / 031
　　2. 氯雷他定　Loratadine / 032
　　3. 盐酸西替利嗪
　　　Cetirizine Hydrochloride / 033

四、局部麻醉药 / 034
　　1. 盐酸普鲁卡因
　　　Procaine Hydrochloride / 034
　　2. 盐酸利多卡因
　　　Lidocaine Hydrochloride / 035

第三章
循环系统药物

一、β 受体拮抗剂 / 037
　　普萘洛尔　Propranolol / 037

二、钙离子拮抗剂 / 038
　　1. 硝苯地平　Nifedipine / 038
　　2. 氨氯地平　Amlodipine / 039
　　3. 盐酸地尔硫䓬
　　　Diltiazem Hydrochloride / 040

三、钾通道阻滞剂 / 042
　　盐酸胺碘酮
　　Amiodarone Hydrochloride / 042

四、血管紧张素转换酶抑制剂 / 043
　　卡托普利　Captopril / 043

五、血管紧张素 Ⅱ 受体拮抗剂 / 044
　　氯沙坦　Losartan / 044

六、利尿药 / 044
　　1. 氢氯噻嗪
　　　Hydrochlorothiazide / 044
　　2. 呋塞米　Furosemide / 045

七、NO 供体药物 / 046
　　1. 硝酸甘油　Nitroglycerin / 046
　　2. 硝酸异山梨酯
　　　Isosorbide Dinitrate / 046

八、强心药 / 047
　　地高辛 Digoxin / 047

九、调血脂药 / 048
　　1. 洛伐他汀　Lovastatin / 048
　　2. 辛伐他汀　Simvastatin / 049
　　3. 阿托伐他汀钙
　　　Atorvastatin Calcium / 050
　　4. 吉非罗齐　Gemfibrozil / 050
　　5. 利血平　Reserpine / 051

第四章
消化系统药物

一、抗溃疡药 / 053
　　1. 西咪替丁　Cimetidine / 053
　　2. 盐酸雷尼替丁
　　　Ranitidine Hydrochloride / 055
　　3. 法莫替丁　Famotidine / 056
　　4. 奥美拉唑　Omeprazole / 057
　　5. 雷贝拉唑钠
　　　Rabeprazole Sodium / 060
　　6. 哌仑西平　Pirenzepine / 061
　　7. 丙谷胺　Proglumide / 061
　　8. 枸橼酸铋钾
　　　Bismuth Potassium Citrate / 062

二、胃动力药和止吐药 / 062
　　1. 多潘立酮　Domperidone / 062
　　2. 盐酸伊托必利
　　　Itopride Hydrochloride / 063
　　3. 枸橼酸莫沙必利
　　　Mosapride Citrate / 064
　　4. 盐酸昂丹司琼
　　　Ondensetron Hydrochloride / 064
　　5. 托烷司琼　Tropisetron / 065
　　6. 阿瑞匹坦　Aprepitant / 066

第五章
解热镇痛药、非甾体抗炎药和抗痛风药

一、解热镇痛药 / 067
  1. 阿司匹林　Asprin / 067
  2. 贝诺酯　Benorilate / 069
  3. 对乙酰氨基酚　Paracetamol / 069
  4. 异丙安替比林　Isopropyl Antipyrine / 071

二、非甾体抗炎药 / 071
  1. 羟布宗　Oxyphenbutazone / 071
  2. 吲哚美辛　Indomethacin / 073
  3. 双氯芬酸钠　Diclofenac Sodium / 075
  4. 托美丁　Tolmetin / 076
  5. 萘丁美酮　Nabumetone / 076
  6. 芬布芬　Fenbufen / 077
  7. 布洛芬　Ibuprofen / 077
  8. 萘普生　Naproxen / 079
  9. 吡罗昔康　Piroxicam / 080
  10. 塞来昔布　Celecoxib / 082

三、抗痛风药 / 084
  1. 别嘌醇　Allopurinol / 084
  2. 丙磺舒　Probenecid / 084
  3. 秋水仙碱　Colchicine / 085

第六章
抗肿瘤药

一、生物烷化剂 / 086
  1. 盐酸氮芥　Chlormethine Hydrochloride / 086
  2. 环磷酰胺　Cyclophosphamide / 088
  3. 顺铂　Cisplatin / 089

二、抗代谢药物 / 091
  1. 氟尿嘧啶　Fluorouracil / 092
  2. 巯嘌呤　Mercaptopurine / 094

三、抗肿瘤的植物药有效成分及其衍生物 / 095
  紫杉醇　Paclitaxel / 096

四、新型分子靶向抗肿瘤药物 / 096
  埃克替尼　Icotinib / 097

第七章
抗生素

一、β-内酰胺类抗生素 / 099
  1. 青霉素　Benzylpenicillin / 099
  2. 头孢氨苄　Cefalexin / 105
  3. 阿莫西林　Amoxicillin / 107
  4. 克拉维酸钾　Clavulanate Potassium / 107
  5. 舒巴坦　Sulbactam / 108
  6. 亚胺培南　Imipenem / 108
  7. 氨曲南　Aztreonam / 109

二、四环素类抗生素 / 109
  四环素　Tetracycline / 109

三、大环内酯类抗生素 / 110
  红霉素　Erythromycin / 110

四、氨基糖苷类抗生素 / 112
  1. 阿奇霉素　Azithromycin / 112
  2. 链霉素　Streptomycin / 112

五、氯霉素类抗生素 / 113
  氯霉素　Chloramphenicol / 113

第八章
化学治疗药

一、磺胺类药物及抗菌增效剂 / 116
  1. 磺胺嘧啶

Sulfadiazine, SD / 116

2. 磺胺醋酰钠
   Sulfacetamide Sodium,
   SA-Na / 116

3. 磺胺甲噁唑
   Sulfamethoxazole, SMZ / 117

4. 甲氧苄啶
   Trimethoprim, TMP / 117

二、喹诺酮类抗菌药 / 118

1. 诺氟沙星 Norfloxacin / 118

2. 环丙沙星 Ciprofloxacin / 119

3. 左氧氟沙星 Levofloxacin / 120

三、抗结核药 / 120

1. 异烟肼 Isoniazid / 120

2. 盐酸乙胺丁醇
   Ethambutol Hydrochloride / 121

3. 利福平 Rifampin / 121

四、抗真菌药 / 122

1. 克霉唑 Clotrimazole / 122

2. 氟康唑 Fluconazole / 122

五、抗病毒药 / 123

1. 阿昔洛韦 Aciclovir / 123

2. 利巴韦林 Ribavirin / 124

3. 齐多夫定 Zidovudine / 125

六、抗寄生虫药 / 125

青蒿素 Artemisinin / 125

第九章
降血糖药

1. 格列本脲
   Glibenclamide / 127

2. 盐酸二甲双胍
   Metformin Hydrochloride / 128

3. 阿卡波糖 Acarbose / 128

第十章
甾体激素药

1. 雌二醇 Estradiol / 130

2. 己烯雌酚
   Diethylstilbestrol / 131

3. 丙酸睾酮
   Testosterone Propoonate / 131

4. 醋酸甲羟孕酮
   Medroxyprogesterone
   Acetate / 132

5. 左炔诺孕酮
   Levonorgestrel / 133

6. 氢化可的松
   Hydrocortisone / 133

7. 醋酸地塞米松
   Dexamethasone Acetate / 134

第十一章
维生素

一、脂溶性维生素 / 136

1. 维生素 A 醋酸酯
   Vitamin A Acetate / 136

2. 维生素 D_3 Vitamin D_3 / 137

3. 维生素 E 醋酸酯
   Vitamin E Acetate / 137

4. 维生素 K_3 Vitamin K_3 / 138

二、水溶性维生素 / 139

1. 维生素 B_1 Vitamin B_1 / 139

2. 维生素 B_2 Vitamin B_2 / 140

3. 维生素 C Vitamin C / 140

参考文献

附录：典型药物的中英文对照

第一章 中枢神经系统药物

一、镇静催眠药

镇静催眠药（sedative hypnotics）按照化学结构类型，可分为：

分类	代表药物
丙二酰脲类(巴比妥类)	异戊巴比妥、苯巴比妥
苯并二氮杂䓬类	地西泮
其他类	唑吡坦

1. 异戊巴比妥 Amobarbital

化学名:5-乙基-5-(3-甲基丁基)-2,4,6-(1H,3H,5H)-嘧啶三酮

英文化学名：5-ethyl-5-(3-methylbutyl)-2,4,6(1H,3H,5H)-pyrimidinetrione

结构特征：5,5-双取代的丙二酰脲类化合物。

理化性质（巴比妥类药物的理化通性）：

（1）白色结晶性粉末；无臭、味苦；不溶于水，在乙醇或乙醚中易溶，在氯仿中溶解。

（2）弱酸性

巴比妥酸在水溶液中存在三酮式、单内酰亚胺、双内酰亚胺及三内酰亚胺之间的平衡。

5,5-双取代的巴比妥类药物具有内酰胺-内酰亚胺互变异构，形成烯醇型，呈

现弱酸性。

可通过与强碱（如碳酸钠或氢氧化钠）形成钠盐，增强水溶性，供配制注射液使用，但在碳酸氢钠溶液中不溶。其钠盐注射液呈碱性，勿与酸性药物配伍使用。钠盐也不稳定，易吸收空气中的二氧化碳而析出巴比妥沉淀，因而勿长期暴露在空气中。

（3）水解性

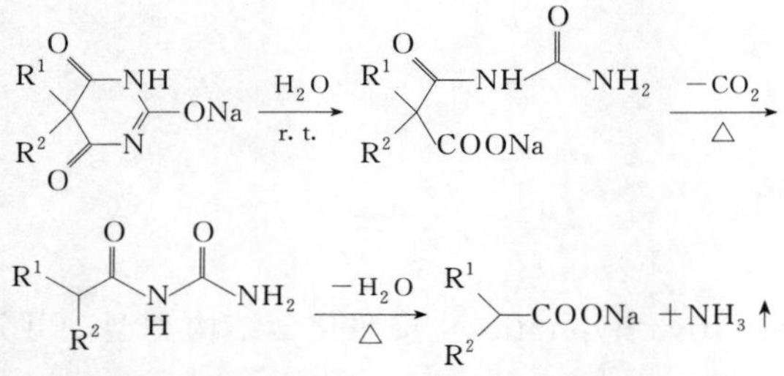

巴比妥类药物的双内酰亚胺结构易水解（其水解能力强于酰胺）。其钠盐水溶液可水解开环生成酰脲类化合物，进一步水解、脱羧生成双取代乙酸钠，释放出氨气。水解速度受温度和溶液 pH 值的影响，随着温度和 pH 值的升高而加速水解。因此巴比妥钠的注射液必须制成粉末，密封于安瓿，临时配制使用。

（4）与重金属成盐（鉴别反应）

① 吡啶硫酸铜反应

巴比妥类药物与吡啶-硫酸铜试液反应，显紫色；含硫巴比妥经该反应时，显绿色。

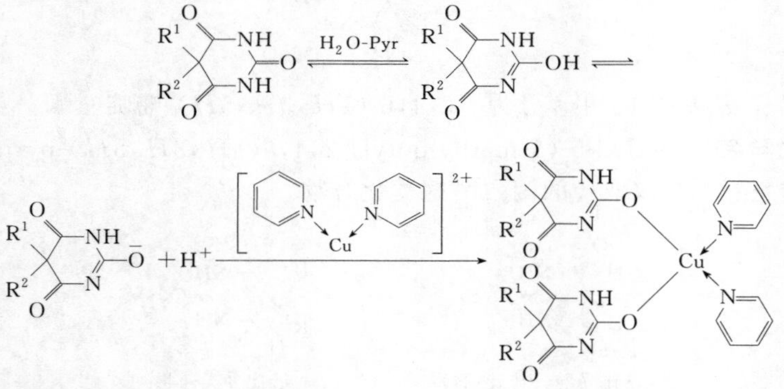

② 银/汞盐反应

以银盐反应为例，在碳酸钠溶液中加入等量硝酸银，生成一银盐沉淀，该沉淀能溶于碱液，继续加入过量的硝酸银，生成白色的不溶性二银盐沉淀。

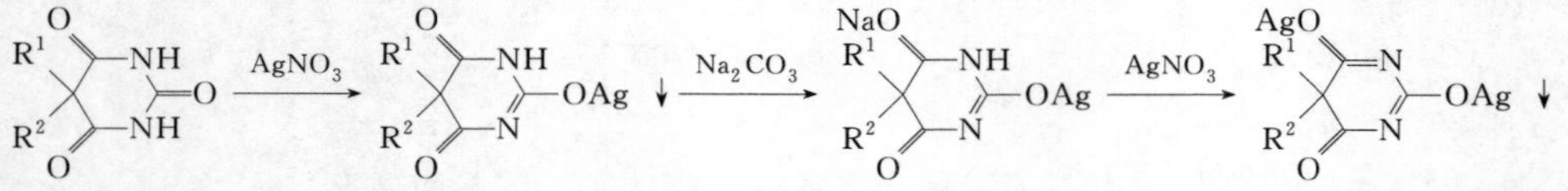

作用机制：通过与 γ-氨基丁酸（GABA）受体-氯离子通道表面的特定位点结合，形成复合物，影响与 GABA 受体偶联的氯离子通道的传导而发挥中枢抑制作用。

体内代谢：代谢主要在肝脏进行，主要代谢途径包括 5 位取代基的氧化、丙二酰脲环的水解，之后形成葡萄糖醛酸或硫酸酯结合物，从肾脏消除，对肝、肾功能不全者禁用。

构效关系： 巴比妥类药物为结构非特异性药物，镇静催眠作用的强弱和快慢与该类药物的解离常数 pK_a 和脂水分配系数有关，作用时间长短与 5 位取代基在体内的代谢过程有关。

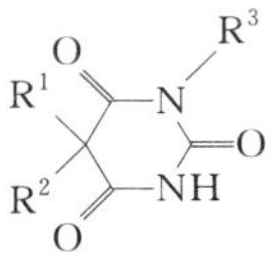

（1）解离度的影响

	化学结构	pK_a	未解离百分率
巴比妥酸	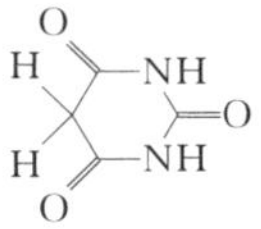	4.12	0.05
苯巴比妥酸	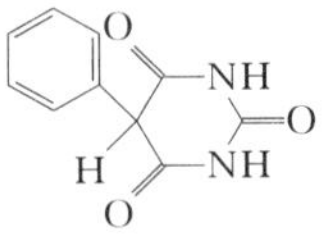	3.75	0.02
苯巴比妥	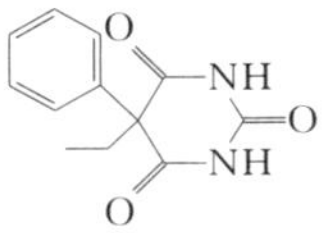	7.40	50
异戊巴比妥	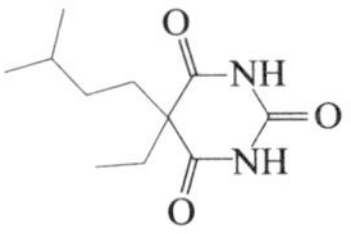	7.9	75.97

当 5 位碳上保留氢原子时（巴比妥酸、苯巴比妥酸），在生理 pH 值条件下药物主要以离子型存在，不能透过细胞膜和血脑屏障，无镇静催眠作用；当 5 位碳被双取代（苯巴比妥、异戊巴比妥），未解离的分子型增多，易被吸收进入中枢发挥作用，且未解离比例越高，起效越快。

因此，巴比妥 5 位双取代时才具有镇静催眠活性。

（2）脂水分配系数的影响　5 位碳上取代基的碳原子数影响了脂水分配系数，总碳数以 4～8 为最好，碳数超过 8 则作用过强，易产生惊厥作用。

在酰亚胺的氮原子上引入甲基，可降低酸性和增加脂溶性，起效快；若在两个氮原子上都引入甲基，则产生惊厥作用。

将 2 位碳上的氧以硫原子替代，脂溶性增加，起效快。

（3）代谢快慢的影响　巴比妥 5 位取代基的氧化是代谢的主要途径。当 5 位取代基为饱和直链烷烃或苯环时，不易被氧化代谢，难以通过肾脏排除，药效长；当 5 位取代基为支链烷烃或不饱和烃基，氧化代谢容易，药效短。

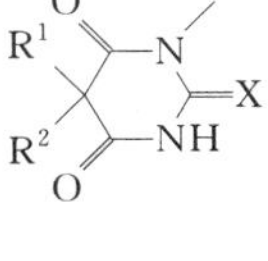

分类	药物名称	pK_a	R^1	R^2	R^3	X
长效	巴比妥	7.8	C_2H_5-	C_2H_5-	H	O
长效	苯巴比妥	7.4	C_2H_5-	C_6H_5-	H	O
中效	异戊巴比妥	7.9	C_2H_5-	$(CH_3)_2CHCH_2CH_2-$	H	O
中效	环己巴比妥	7.5	C_2H_5-	(环己烯基)	H	O
短效	戊巴比妥	8.0	C_2H_5-	$CH_3(CH_2)_3\overset{CH_3}{\underset{}{CH}}-$	H	O
短效	司可巴比妥	7.9	$H_2C=CHCH_2-$	$CH_3(CH_2)_3\overset{CH_3}{\underset{}{CH}}-$	H	O
超短效	海索比妥	8.4	C_2H_5-	(环己烯基)	CH_3	O
超短效	硫喷妥	7.6	C_2H_5-	$CH_3(CH_2)_3\overset{CH_3}{\underset{}{CH}}-$	H	S

合成路线：

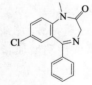

（此处为合成路线图，含丙二酸二乙酯、异戊基溴、CH_3CH_2Br、NH_2CONH_2 等试剂，EtONa 及 HCl 条件）

临床用途： 镇静、催眠、抗惊厥；尤其用于小儿高热和破伤风惊厥，以及子痫等疾病。

药物配伍： 本品为肝酶诱导剂，酒精、中枢性抑制药或单胺氧化酶抑制药等与巴比妥类药合用时，可相互增强效能。与乙酰氨基酚类合用，会增加肝毒性。

2. 地西泮　Diazepam

1. 地西泮
学习视频

化学名： 7-氯-1,3-二氢-1-甲基-5-苯基-2H-1,4-苯并二氮杂䓬-2-酮

英文化学名： 7-chloro-1,3-dihydro-1-methyl-5-phenyl-2H-1,4-benzodiazepin-2-one

结构特征： 1,4-苯并二氮杂䓬类化合物。

理化性质： 1,2 位酰胺键和 4,5 位亚胺键在酸性或碱性溶液中均易水解开环。

当该药物经口服进入胃可发生 1,2 位和 4,5 位开环反应。当 4,5 位开环化合物进入碱性的肠道又环合成原药，并不影响生物利用度。而 1,2 位开环部分不能环合成原药，会影响生物利用度。

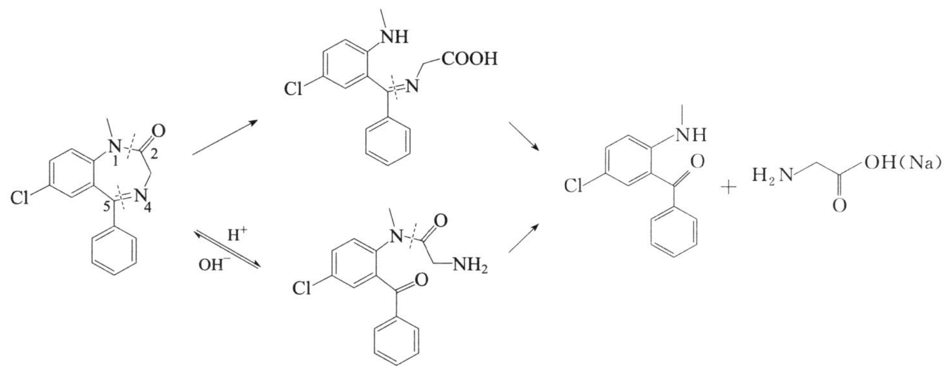

体内代谢：代谢主要在肝脏中进行，主要 Ⅰ 相代谢途径包括 N-脱甲基、C-3 氧化、苯环氧化、1,2 位开环等。如地西泮的代谢。

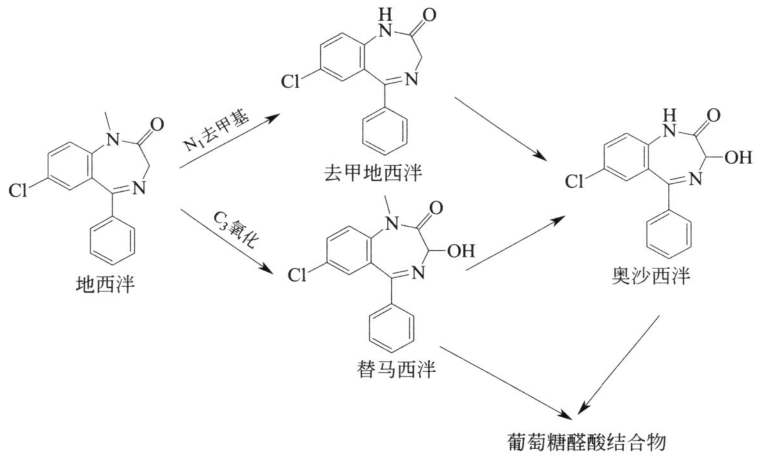

作用机制：苯二氮䓬类药物的作用机制与 GABA 神经能递质有关。GABA 为中枢抑制性神经递质，$GABA_A$ 受体的 α 亚基上有特异的苯二氮䓬受体，当苯二氮䓬类药物与其受体结合时，形成苯二氮䓬-氯离子通道大分子复合物，使氯离子通道的开放频率增加，使 GABA 与其受体的结合增强，从而增强了 GABA 的作用，产生镇静、催眠、抗癫痫、抗焦虑等药理作用。因此，苯二氮䓬类药物被称为 $GABA_A$ 受体激动剂。

构效关系及结构改造：

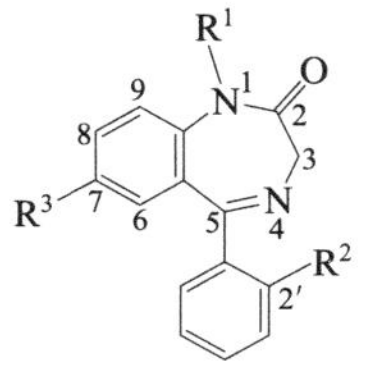

（1）七元亚胺内酰胺环为活性必需结构。

（2）1 位 N 上若以长链烃基取代，如环氧甲基，可延长作用时间。

（3）1,2 位并上五元含氮杂环，1,2 位不容易水解，提高了代谢稳定性，同时增强了与受体的亲和力，活性增强。如艾司唑仑、阿普唑仑、三唑仑等。

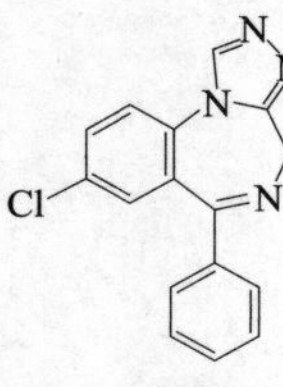

艾司唑仑 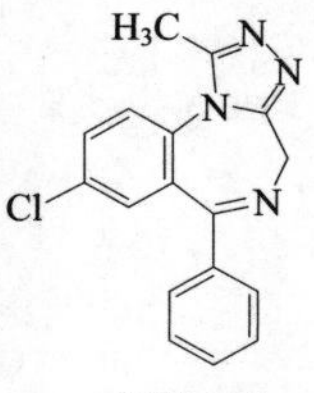　　　　　阿普唑仑 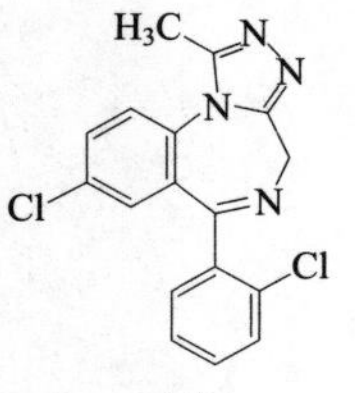　　　　　三唑仑

（4）3 位被羟基取代，活性稍下降而毒性降低。如奥沙西泮、替马西泮，副作用小，半衰期较短，更适合老年人和肝肾功能不良者使用。

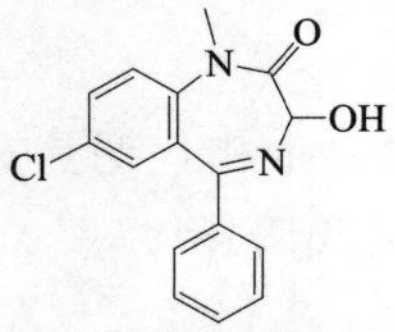

替马西泮 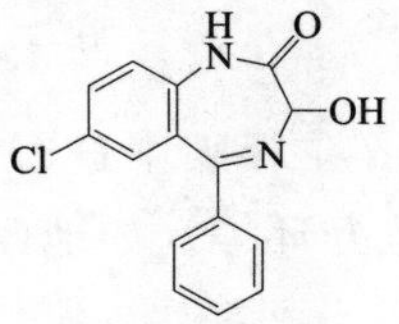　　　　　　奥沙西泮

（5）4,5 位双键被饱和或骈入四氢噁唑环，药物与受体的亲和力也增强，活性增强。如卤沙唑仑、美沙唑仑等。

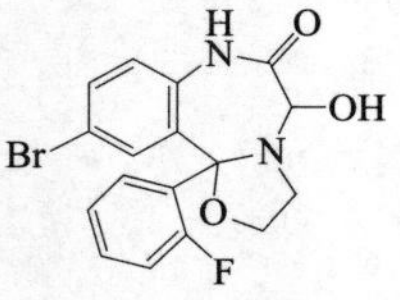

卤沙唑仑 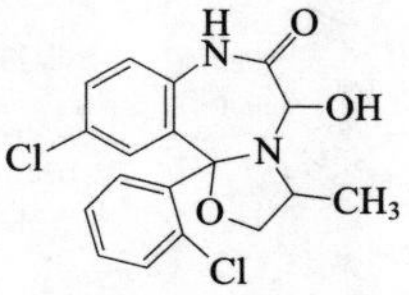　　　　　　美沙唑仑

（6）在 7 位和 2′ 位引入吸电子基团，能减少 1,2 位的水解，提高代谢稳定性，显著增强活性。如硝西泮、氯硝西泮、氟西泮等。

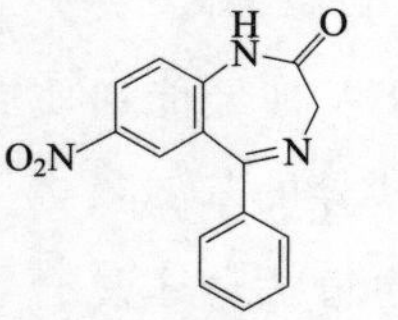

硝西泮 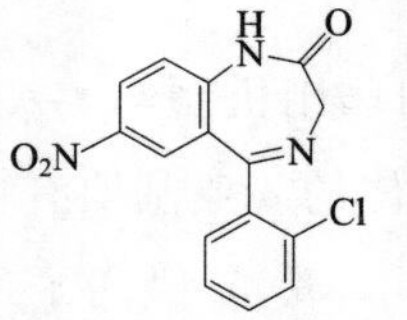　　　　　　氯硝西泮 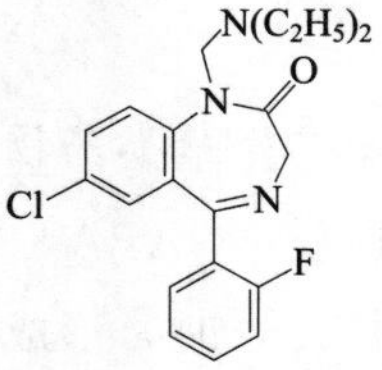　　　　　氟西泮

合成路线：

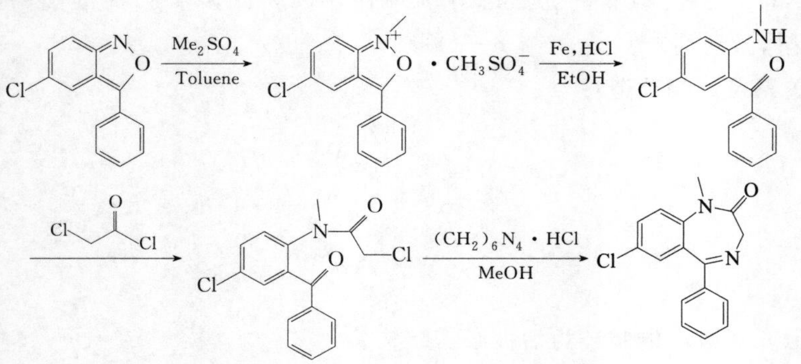

临床用途：镇静、催眠、抗癫痫、抗焦虑。

药物配伍：与中枢抑制药合用可增加呼吸抑制作用。与易成瘾和其他可能成瘾药合用时，成瘾的危险性增加。与酒及全麻药、可乐定、镇痛药、吩噻嗪类、单胺氧化酶 A 型抑制药和三环类抗抑郁药合用时，可彼此增效，应调整用量。

3. 艾司唑仑　Estazolam

化学名：8-氯-6-苯基-4H-[1,2,4]三氮唑并[4,3-a][1,4]苯并二氮杂䓬

英文化学名：8-chloro-6-phenyl-4H-[1,2,4]triazolo[4,3-a][1,4]benzodiazepine

理化性质：在苯二氮䓬的 1,2 位并入三氮唑，使 1,2 位不易水解开环，增强了代谢稳定性；同时增强了与受体的亲和力，因而镇静催眠作用增强。

临床用途：镇静、催眠、抗惊厥。药物相互作用同地西泮。

药物配伍：同地西泮。

4. 酒石酸唑吡坦　Zolpidem Tartrate

化学名：N,N,6-三甲基-2-(4-甲苯)咪唑并[1,2-a]吡啶-3-乙酰胺半酒石酸盐

英文化学名：N,N,6-trimethyl-2-(4-methylphenyl)imidazo[1,2-a]pyridine-3-acetamide hemitartrate

结构特征：咪唑并吡啶类化合物。

作用机制：可选择性地与苯二氮䓬ω_1受体亚型结合，对 ω_2 和 ω_3 受体亚型的亲和力弱，故而镇静催眠作用强而副作用小。

临床用途：镇静、催眠。药物与酒精同时使用可增强镇静作用。与安定药、镇静剂、部分抗抑郁药联用时可能加重中枢抑制作用。临床上未见其与五羟色胺再摄取抑制剂（SSRI）类抗抑郁药有相互作用。

药物配伍：不建议同时摄入酒精。药物与酒精同时使用可能增强镇静作用。这会影响驾驶或机械操作的能力。

二、抗癫痫药

抗癫痫药（antiepileptics）按照化学结构类型，可分为：

分类	代表药物
酰脲类(丙二酰脲类和乙内酰脲类)	苯巴比妥、苯妥英钠
苯并二氮杂草	地西泮
二苯并氮杂草类	卡马西平
GABA 衍生物	普洛加胺
脂肪羧酸类及其他类	丙戊酸钠

1. 苯巴比妥　Phenobarbital

化学名：5-乙基-5-苯基-2,4,6-($1H$,$3H$,$5H$)-嘧啶三酮

英文化学名：5-ethyl-5-phenyl-2,4,6-($1H$,$3H$,$5H$)-pyrimidinetrione

理化性质：同异戊巴比妥。

临床用途：镇静催眠，现主要用于癫痫大发作的治疗。药物相互作用同异戊巴比妥。

药物配伍：本品为肝药酶诱导剂，提高药酶活性，长期用药不但加速自身代谢，还可加速其他药物代谢。如在应用氟烷、恩氟烷、甲氧氟烷等麻醉制剂之前有长期服用巴比妥类药物者，可增加麻醉剂的代谢产物，增加肝脏毒性的危险。

2. 苯妥英钠　Phenytoin Sodium

化学名：5,5-二苯基-2,4-咪唑烷二酮钠盐

英文化学名：5,5-diphenyl-2,4-imidazolidinedione sodium

结构特征：乙内酰脲类化合物。

理化性质（与巴比妥类药物类似）：

（1）白色粉末；无臭、味苦；溶于水。

（2）碱性与吸湿性。易吸收空气中的 CO_2，析出苯妥英，因此须密封保存。

（3）环内酰脲结构具有水解性。

（4）与金属成盐（鉴别反应，与巴比妥类药物相区别）。

a. 与吡啶硫酸铜溶液作用生成蓝色络盐；

b. 加硝酸银试液，产生不溶于氨溶液的白色银盐沉淀。

体内代谢：代谢主要在肝脏中进行，主要代谢产物是无活性的 5-(4-羟苯)-5-苯乙内酰脲，与葡萄糖醛酸结合排出体外。本品是肝酶强诱导剂，可加快一些合并应用的药物代谢，使其血药浓度降低。

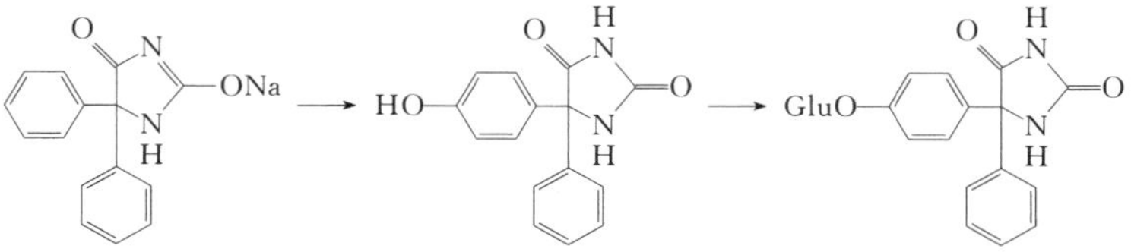

临床用途：治疗癫痫大发作和局限性发作的首选药，对精神运动性发作也有一定的疗效，对小发作无效，甚至可能诱导小发作，也可用于治疗三叉神经痛及洋地黄引起的心律不齐。长期服用乙酰氨基酚患者应用本品可增加肝毒性，长期饮酒可降低本品疗效，糖尿病患者服用本品可使血糖升高。

药物配伍：长期应用对乙酰氨基酚患者应用本品可增加肝脏中毒的危险，并且疗效降低。

3. 卡马西平　Carbamazepine

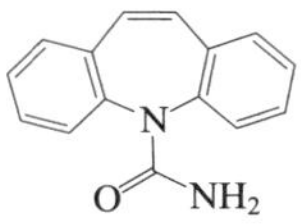

化学名：5H-二苯并[b, f]氮杂䓬-5-甲酰胺

英文化学名：5H-dibenzo[b, f]azepine-5-carboxamide

结构特征：二苯并氮杂䓬类化合物。

理化性质：

（1）白色或类白色结晶性粉末；几乎不溶于水，在乙醇中略溶，易溶于二氯甲烷。

（2）两个苯环与氮杂䓬环通过烯键形成一个大共轭结构，其醇溶液在 235nm 和 285nm 波长处有最大吸收，可用于鉴别。

（3）在干燥状态及室温下较稳定；片剂在潮湿环境中保存时，药效降至原来的 1/3，可能是由于生成二水合物使片剂硬化，导致溶解和吸收差。

（4）长时间光照，固体表面由白变橙黄色（部分生成二聚体或环氧化物），故需避光保存。

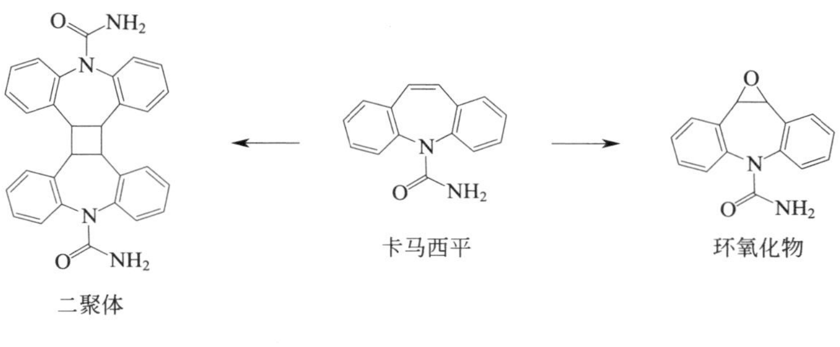

二聚体　　　　　　　卡马西平　　　　　　　环氧化物

体内代谢： 在肝脏代谢，主要代谢产物为 10,11-环氧化卡马西平，仍具有活性，进一步代谢成为二羟基化合物。

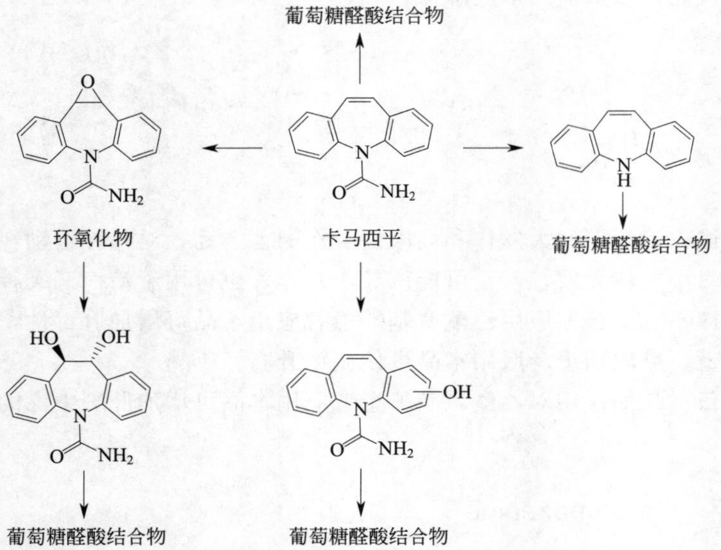

合成路线：

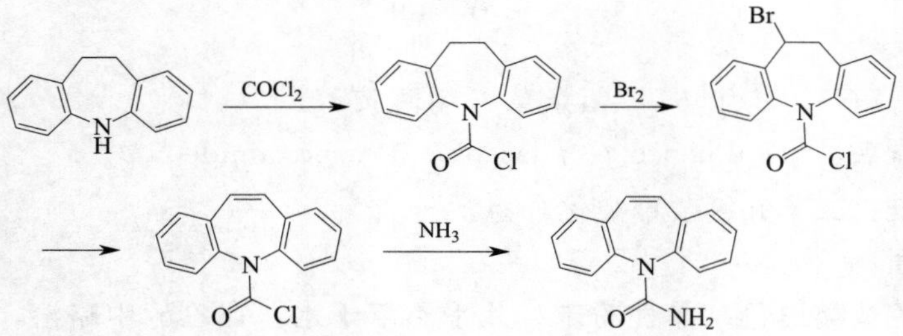

临床用途： 主要用于治疗癫痫大发作和综合性局限性发作，对小发作疗效差，对失神发作无效，对三叉神经痛及舌咽神经痛的治疗优于苯妥英钠。

药物配伍： 细胞色素 P4503A4（CYP3A4）是对活性代谢产物 10,11-环氧卡马西平起主要催化作用的酶。同时服用 CYP3A4 抑制剂可导致卡马西平血浆浓度增加，从而诱发不良反应。

4. 普洛加胺　Progabide

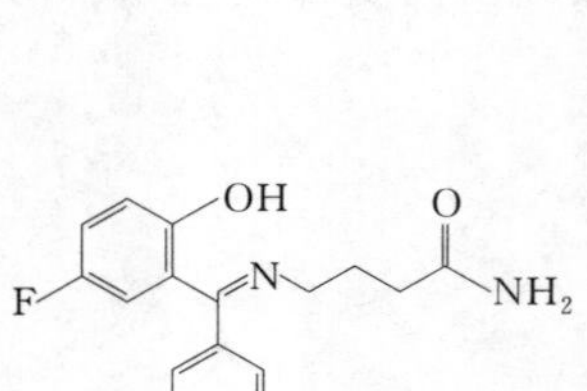

化学名： 4-[[（4-氯苯基）（5-氟-2-羟基苯基)甲叉基]氨基]丁酰胺

英文化学名： 4-[[（4-chlorophenyl）（5-fluoro-2-hydroxyphenyl）methylene]

amino]butanamide

结构特征：γ-氨基丁酰胺的前药。

理化性质：易水解，在酸或碱性条件下可室温水解成二苯甲酮和 γ-氨基丁酰胺。

作用机制：GABA 受体激动剂。

临床用途：对癫痫、痉挛状态和运动失调有良好的效果。

药物配伍：尚不明确。

三、抗精神病药

抗精神病药（antipsychotics）按照化学结构类型，可分为：

分类	代表药物
吩噻嗪类	氯丙嗪
噻吨类	氯普噻吨
丁酰苯类	氟哌啶醇
二苯并二氮杂䓬类	氯氮平
苯甲酰胺类	舒必利

1. 盐酸氯丙嗪 Chlorpromazine Hydrochloride

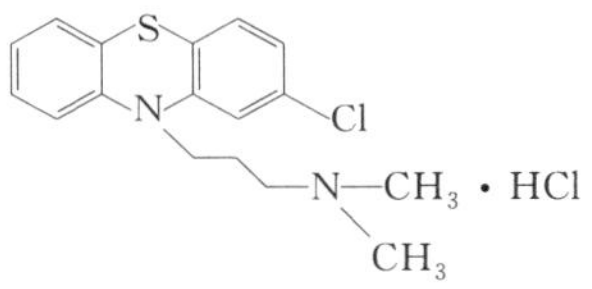

2. 盐酸氯丙嗪
学习视频

化学名：N,N-二甲基-2-氯-10H-吩噻嗪-10-丙胺盐酸盐

英文化学名：2-chloro-N,N-dimethyl-10H-phenothiazine-10-propanamine hydrochloride

结构特征：吩噻嗪类化合物。

理化性质（理化通性）：

（1）白色或乳白色结晶性粉末，微臭，味苦。有吸湿性，极易溶于水，溶于乙醇或三氯甲烷，不溶于乙醚。

（2）水溶液显酸性，遇碱可生成游离氯丙嗪沉淀，故本品忌与碱性药物配伍使用。

（3）吩噻嗪环易被氧化变色，使注射液 pH 值降低。在空气中放置，逐渐变为红棕色，因此注射液中要加入抗氧化剂，通过惰性气体，避光密封保存。部分病人用药后在日光强烈照射下会发生严重的光化毒反应，产生红疹，可能是吩噻嗪分解产生自由基与体内蛋白质作用所致。

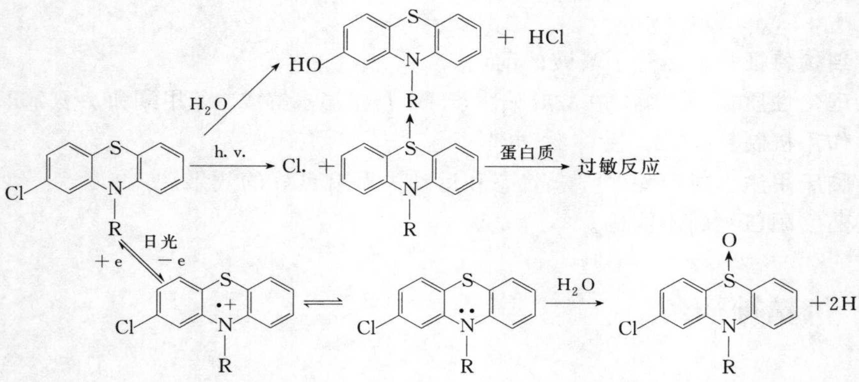

（4）**鉴别**　本品水溶液加硝酸能形成自由基或醌式结构而呈现出红色；与三氯化铁试液作用，显稳定的红色。

作用机制：多巴胺受体拮抗剂。

体内代谢：本品在肝脏代谢，主要的代谢方式包括 N-氧化、硫原子的氧化、苯环羟基化、侧链的氧化和侧链去 N-甲基等，代谢物与葡萄糖醛酸结合排出体外。

构效关系及结构改造：

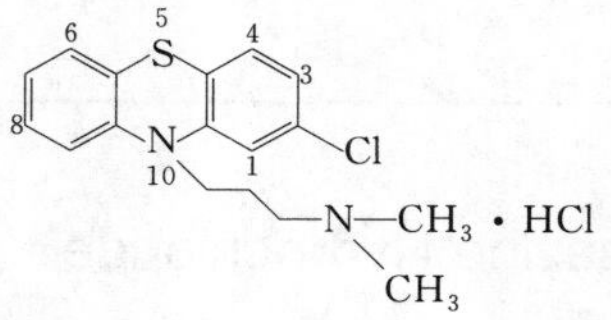

（1）当 10 位 N 原子与侧链碱性氨基之间相隔 3 个直链碳时作用最强，此为吩噻嗪类药物的基本结构。

（2）侧链末端的碱性基团常为叔胺，可用其他碱性杂环代替二甲氨基，其中以哌嗪环的衍生物效果较好，如奋乃静、氟奋乃静、三氟拉嗪等。

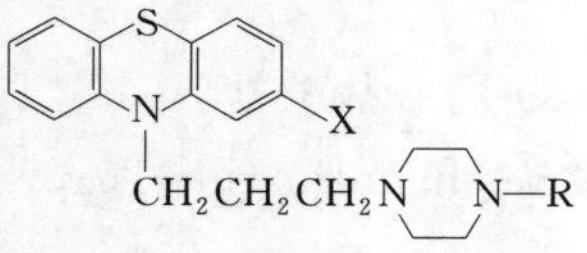

	X	R
奋乃静	—Cl	—CH₂CH₂OH
氟奋乃静	—CF₃	—CH₂CH₂OH
三氟拉嗪	—CF₃	—CH₃

可进一步利用侧链末端的醇羟基与长链脂肪酸形成酯类前药，可供肌注并延长作用时间，特别适用于需长期治疗且服药不合作的患者。

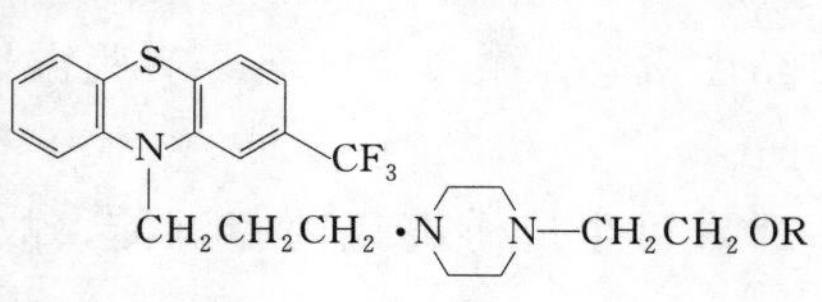

	R	
氟奋乃静庚酸酯	—COC₆H₁₃	作用时间 1～2 周
氟奋乃静庚酸酯癸酸酯	—COC₉H₁₉	作用时间 2～3 周

（3）吩噻嗪环上的 2 位取代基为活性必需基团，氯丙嗪的 2 位氯原子引起分子的不对称，有利于形成顺式的优势构象，一般失去氯则无抗精神病活性。但可用其

他吸电子基团取代，吸电子能力越强，活性越强。但若取代位置变为 1，3 或 4 位，则活性降低。取代基对活性的影响一般按"$CF_3 > Cl > COCH_3 > H > OH$"顺序变化。如三氟丙嗪活性为氯丙嗪的 4 倍，乙酰丙嗪的作用虽弱于氯丙嗪，但毒性较低。

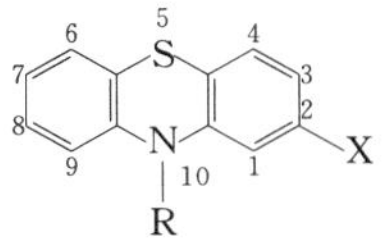

	X	R
异丙嗪	—H	—CH₂CH(CH₃)N(CH₃)₂
氯丙嗪	—Cl	—CH₂CH₂CH₂N(CH₃)₂
乙酰丙嗪	—COCH₃	—CH₂CH₂CH₂N(CH₃)₂
三氟丙嗪	—CF₃	—CH₂CH₂CH₂N(CH₃)₂

（4）吩噻嗪环是与受体结合的重要部分，整个环延 N-S 轴折叠，两平坦芳环几乎互相垂直。

（5）吩噻嗪 10 位的氮原子可用碳原子替代，并通过双键与侧链相连，仍可保留抗精神病活性，由此得到了噻吨类，也称为硫杂蒽类抗精神病药。该类药物有一对几何异构体，通常顺式异构体活性大于反式异构体。如氯普噻吨，顺式活性约为反式的 5~7 倍。

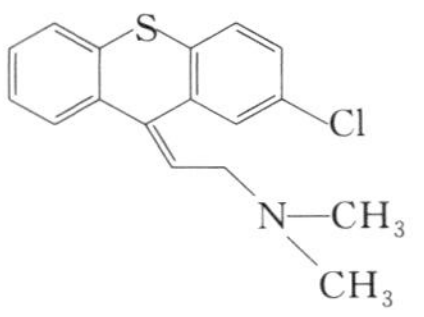

氯普噻吨

（6）吩噻嗪 5 位硫原子可用—C—或—C—C—、—C＝C—替代，可表现出抗抑郁作用。

合成路线：

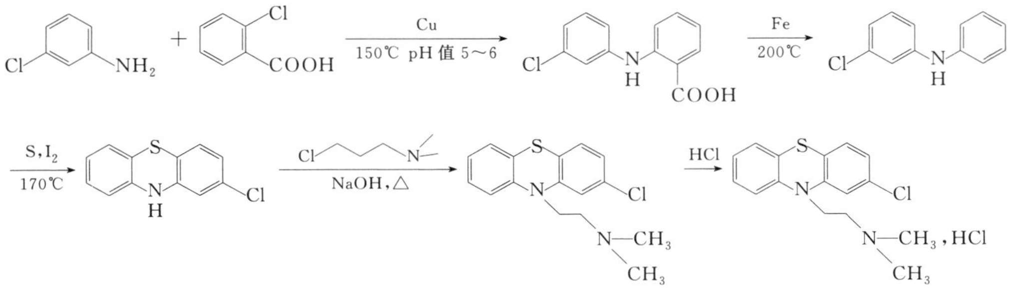

临床用途： 治疗精神分裂症和躁狂症，大剂量时可用于镇吐、强化麻醉和人工冬眠等。本品与乙醇或其他中枢神经系统抑制剂合用，中枢抑制作用加强；与抗高血压药合用易致体位性低血压；与阿托品类药物合用，不良反应加强；与单胺氧化酶抑制剂及三环类抗抑郁药合用时，两者的抗胆碱作用加强，不良反应加重。

药物配伍： 本品主要作用于中枢神经系统，与其他作用于中枢的药物合用时应十分谨慎。

2. 氟哌啶醇 Haloperidol

化学名：4-[4-(4-氯苯基)-4-羟基-1-哌啶基]-1-(4-氟苯基)-丁烷-1-酮

英文化学名：4-[4-(4-chlorophenyl)-4-hydroxy-1-piperidiyl]-1-(4-fluorophe-nyl)-butan-1-one

结构特征：丁酰苯类化合物。

临床用途：治疗各种急慢性精神分裂症和躁狂症，也可用于镇吐。

药物配伍：本品与乙醇或其他中枢神经抑制药合用，中枢抑制作用增强。本品与苯丙胺合用，可降低后者的作用。本品与巴比妥或其他抗惊厥药合用时，可改变癫痫的发作形式，不能使抗惊厥药增效。与抗高血压药合用时，可产生严重低血压。

3. 氯氮平 Clozapine

化学名：8-氯-11(4-甲基-1-哌嗪基)-5*H*-二苯并[*b*,*e*][1,4]二氮杂䓬

英文化学名：8-chloro-11-(4-methyl-1-piperazinyl)-5*H*-dibenzo[*b*,*e*][1,4]diazepine

结构特征：二苯并二氮杂䓬类化合物。

临床用途：非典型抗精神病药物。对精神分裂症有较好的疗效，锥体外系及迟发型运动障碍等副作用较轻，适用于难治性精神分裂症。本品与大环内酯类抗生素合用可使血浆氯氮平浓度显著升高，并可诱发癫痫发作。

药物配伍：本品与乙醇或其他中枢神经系统抑制药合用可增强中枢抑制作用；与抗高血压药合用有增加体位性低血压的危险；与抗胆碱药合用可增强抗胆碱作用。

四、镇痛药 Analgesics

分类	代表药物	
吗啡及其衍生物	吗啡、可待因	
合成镇痛药	吗啡喃类	布托啡诺
	苯吗喃类	喷他佐辛
	哌啶类	哌替啶
	氨基酮类	美沙酮
	氨基四氢萘类	地佐辛

1. 盐酸吗啡　Morphine Hydrochloride

$\cdot$ HCl $\cdot$ 3H$_2$O

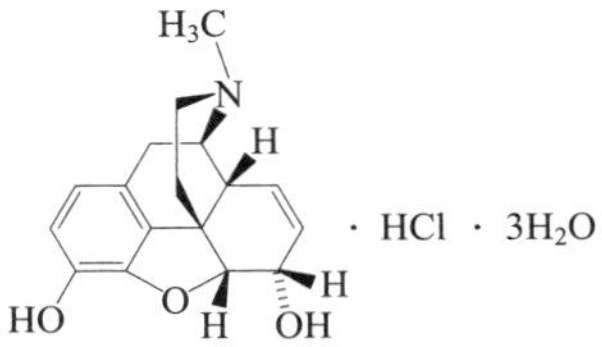

3. 吗啡学习视频

化学名：$(5\alpha,6\alpha)$-7,8-二脱氢-4,5α-环氧-17-甲基吗啡喃-3,6α-二醇盐酸盐三水合物

英文化学名：$(5\alpha,6\alpha)$7,8-didehydro-4,5α-epoxy-17-methylmorphinan-3,6α-diol hydrochloride trihydrate

结构特征：天然吗啡左旋；含有 5 个手性中心（5R,6S,9R,13S,14R），B/C 环呈顺式，C/D 环呈反式，C/E 环呈顺式；质子化状态时的构象成三维的"T"形。

理化性质（稳定性）：

（1）两性分子，可生成稳定的盐。

（2）还原性，氧化生成伪吗啡和 N-氧化吗啡。

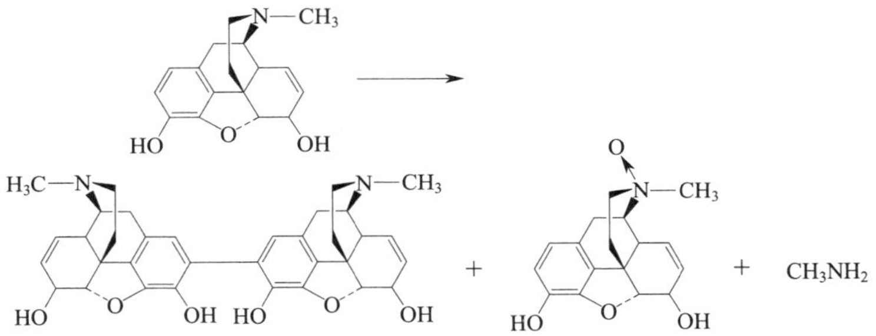

$+$ $+$ CH$_3$NH$_2$

（3）脱水并分子重排，生成阿扑吗啡。

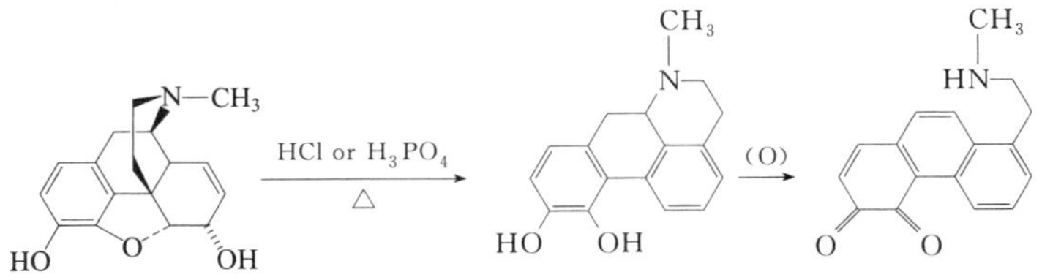

HCl or H$_3$PO$_4$ $\triangle$ (O)

（4）鉴别

① 中性三氯化铁试液—蓝色（酚羟基）；

② 甲醛硫酸试液—蓝紫色（Marquis 反应）；

③ 与钼硫酸试液反应呈紫色，随后变为蓝色，最后变为绿色（Frohde 反应）。

作用机制：通过激动体内存在的阿片受体而产生镇痛作用和呼吸抑制效应。

体内代谢：

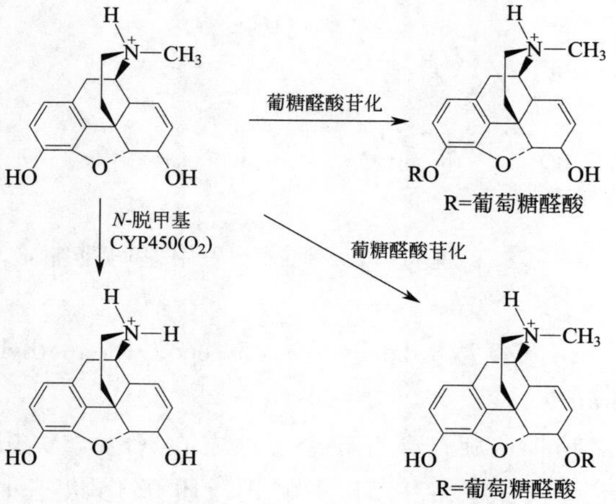

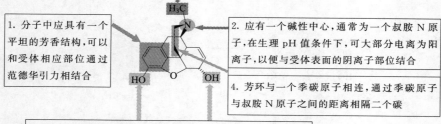

构效关系：

3. 碱性中心和平坦结构芳环应处在同一平面上，以便与受体结合，烃链部分在立体构型中应突出于平面前方，以便与受体空穴部分相契合

1. 分子中应具有一个平坦的芳香结构，可以和受体相应部位通过范德华引力相结合

2. 应有一个碱性中心，通常为一个叔胺 N 原子，在生理 pH 值条件下，可大部分电离为阳离子，以便与受体表面的阴离子部位结合

4. 芳环与一个季碳原子相连，通过季碳原子与叔胺 N 原子之间的距离相隔二个碳

5. 分子中其他部位可与受体结合（如氢键）可增加镇痛效力

临床用途：镇痛、镇咳、镇静。

药物配伍：与吩噻嗪类、镇静催眠药、单胺氧化酶抑制剂、三环抗抑郁药、抗组胺药等合用，可加剧及延长吗啡的抑制作用；可增强香豆素类药物的抗凝血作用；与西咪替丁合用，可能引起呼吸暂停、精神错乱、肌肉抽搐等。具有成瘾性。

2. 盐酸哌替啶　Pethidine Hydrochloride

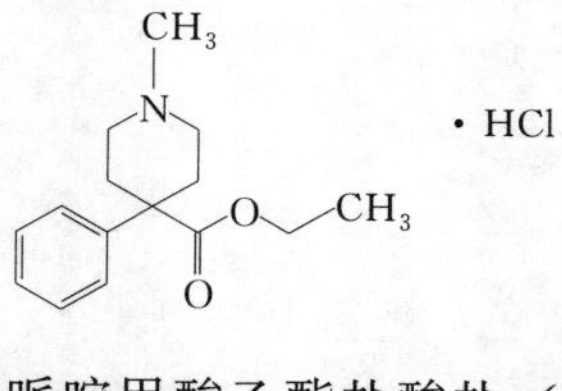

· HCl

化学名：1-甲基-4-苯基-4-哌啶甲酸乙酯盐酸盐（又名杜冷丁）

英文化学名：1-methyl-4-phenyl-4-piperidine carboxylic acid ethyl ester hydrochloride

结构特征：①分子中具有一个平坦的芳环结构；②有一个叔氮原子碱性中心，能在生理 pH 值条件下大部分电离为阳离子，碱性中心和平坦结构在同一平面；③含有哌啶或类似哌啶的空间结构，而哌啶或类似哌啶的烃基部分，应凸出于由芳环构成的平面上方。

理化性质（稳定性）：

（1）含酯键，但因邻位苯基和哌啶基的空间位阻影响，相对稳定；在酸催化下易水解。其水溶液在 pH＝4 时最稳定。易吸潮，见光易变质，应密闭、避光保存。

（2）鉴别　其水溶液与苦味酸（三硝基苯酚）的乙醇溶液反应，生成黄色哌替啶苦味酸盐沉淀。

作用机制：为典型的 μ 受体激动剂。

体内代谢：肝脏代谢，主要代谢物为水解的哌替啶酸、去甲哌替啶和去甲哌替啶酸，并与葡萄糖醛酸结合经肾脏排出。

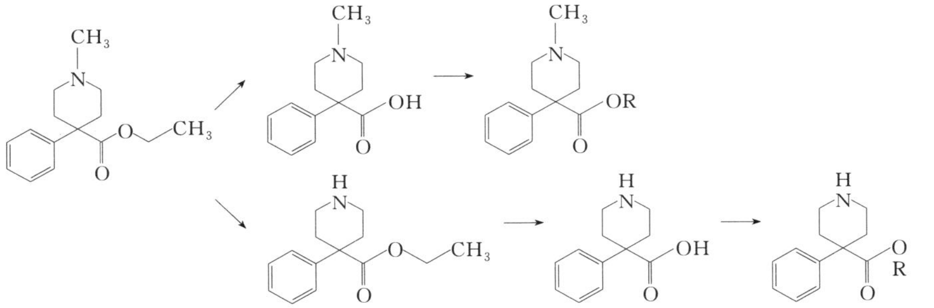

结构改造：哌啶环 N 上以较大烷基取代，可增强镇痛作用；4-甲酸乙酯部分转变成 4-哌啶醇丙酸酯，哌啶环 3 位引入甲基，活性增强。

临床用途：镇痛。

药物配伍：本品与芬太尼因化学结构有相似之处，两药可有交叉敏感。本品能促进双香豆素、茚满二酮等抗凝药物增效，并用时后者应按凝血酶原时间而酌减用量。注射液不能与氨茶碱、巴比妥类药钠盐、肝素钠、碘化物、碳酸氢钠、苯妥英钠、磺胺嘧啶、磺胺甲噁唑、甲氧西林配伍，否则发生浑浊。

3. 盐酸美沙酮　Methadone Hydrochloride

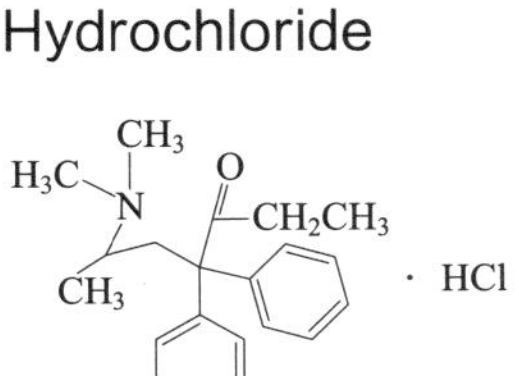

化学名：4,4-二苯基-6-二甲氨基-3-庚酮盐酸盐

英文化学名：6-dimethylamino-4,4-diphenyl-3-hep-tanone hydrochloride

理化性质（稳定性）：本品羰基位阻较大，因此化学反应活性较低，不易生成缩氨脲，也不易被异丙醇铝还原。本品水溶液遇光部分分解。

鉴别　与生物碱试剂（苦酮酸）生成沉淀；与甲基橙试液反应生成黄色复盐沉

淀；加入过量氢氧化钠溶液，析出游离碱。

体内代谢：代谢途径是 *N*-氧化、*N*-去甲基化、苯环羟化及羰基氧化、还原反应等。

构效关系：美沙酮为开链化合物，通过羰基碳的部分正电荷与氮原子上的未共用电子对配位，可形成类似的哌啶环，形成与吗啡相似的立体构象。

合成路线：

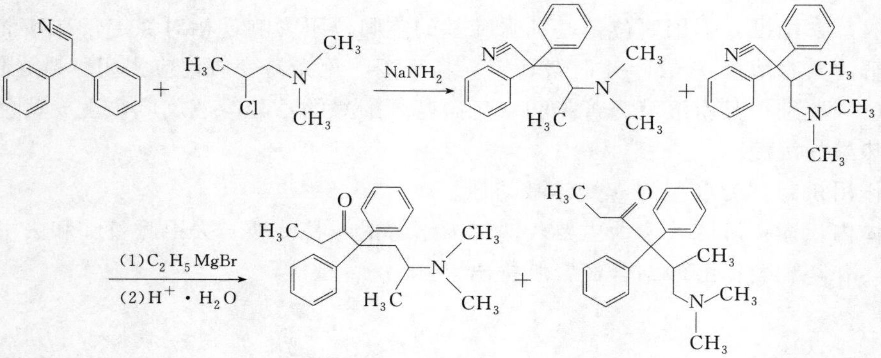

临床用途：临床上主要用于海洛因成瘾的戒除治疗（脱瘾疗法）。

药物配伍：本品与苯妥英钠、利福平等联用时，能促使肝细胞微粒体酶的活动增强，因而本品在体内的降解代谢加快，用量应相应增加。

五、神经退行性疾病治疗药物

神经退行性疾病治疗药物（drug for neurodegeneration disorders）可分为：

分类	代表药物
抗帕金森病药	左旋多巴、盐酸罗匹尼罗、盐酸普拉克索
抗阿尔茨海默病药物	盐酸多奈哌齐、利伐司替明

1. 左旋多巴　Levodopa

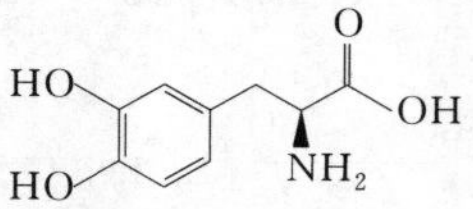

化学名：3-羟基-L-酪氨酸

英文化学名：3-hydroxy-L-tyrosine

理化性质：本品为白色结晶性粉末。微溶于水，不溶于乙醇、氯仿和乙醚。有一个手性中心，临床用 L-左旋体。

体内代谢：本品在肝脏内代谢成去甲肾上腺素、肾上腺素、3-甲氧酪胺等，由肾脏排出体外。此外，本品还不能透过血脑屏障，是治疗帕金森病产生不良反应的主要原因。

临床用途：常与外周脱羧酶抑制剂如卡比多巴（Carbidopa）和苄丝肼（Benserazide）合用，可减少 60%～80% 的左旋多巴剂量，增加其在中枢系统的生物利用度近 10 倍，延长半衰期，减少不良反应的发生。

缺点：

（1）长期用药会出现严重的运动并发症，如异动症（LID）、运动波动（开关现象、剂末现象）、恶心、幻觉、直立性低血压和睡眠障碍。

（2）稳定性不佳，极易被氧化变色。本品注射液常加 L-半胱氨酸盐酸盐作抗氧剂。变黄则不能供药用。

（3）与维生素 B_6 不能合用；服用左旋多巴期间，安定、酚噻嗪类药物、氟哌啶醇、利血平等应慎用或不用。

（4）轻症及较年轻的患者疗效较好；对重症、年老体衰及肌肉震颤者疗效较差。

药物配伍：本品与非选择性单胺氧化酶抑制剂合用可致急性肾上腺危象。本品与罂粟碱或维生素 B_6 合用，可降低本品的药效。本品与乙酰螺旋霉素合用，可显著降低本品的血药浓度，药效减弱。

2. 盐酸罗匹尼罗　Ropinirole Hydrochloride

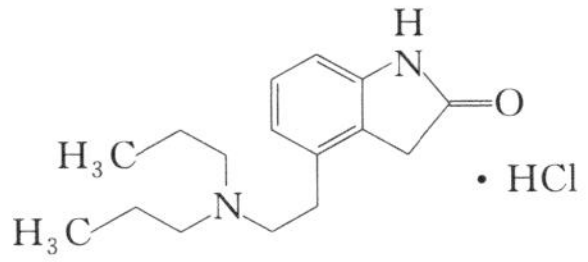

化学名：4-[2-(二丙氨基)乙基]-1,3-二氢-2*H*-吲哚-2-酮盐酸盐

英文化学名：[4-[2-(dipropylamino)ethyl]-1,3-dihydro-2*H*-indol-2-one hydrochloride]

理化性质：本品为白色结晶或结晶性粉末，mp 241～243℃，溶于水。

体内代谢：口服吸收迅速，首过效应明显，可迅速透过血脑屏障。

合成路线：

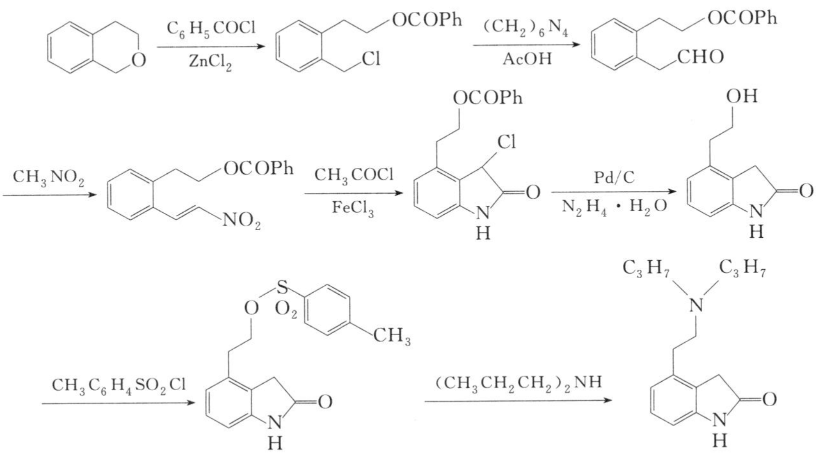

临床用途：本品是一种非麦角碱类选择性多巴胺 D_2 受体激动剂，具有抗焦虑

作用，用于治疗早期帕金森症（PD），也可与左旋多巴联用治疗晚期 PD。它作用于纹状体内突触后受体，补偿多巴胺（DA）的不足，提高交感神经紧张性。动物实验表明本品对 DA 有直接的中枢性激动活性，作用强度中等，但持续时间较短。本品还可选择性地与多巴胺 D_3 受体结合，对 D_3 受体的激动作用可治疗记忆或性功能不良症和 PD。严禁用于严重肾或肝功能不全者及孕妇和哺乳期患者。

药物配伍：体外研究发现 CYP1A2 是罗匹尼罗代谢过程中起主要作用的酶，服用了 CYP1A2 的作用底物或抑制剂就会改变罗匹尼罗的清除率，因此停止或使用 CYP1A2 强效抑制剂时应相应调整罗匹尼罗的剂量。

3. 盐酸普拉克索　Pramipexole Dihydrochloride

化学名：（S）-2-氨基-4,5,6,7-四氢-6-正丙氨基苯并噻唑二盐酸盐一水合物

英文化学名：[（S）-2-amino-4,5,6,7-tetrahydro-6-(propylamino)benzothiazole dihydro chloride monohydrate]

合成路线：以 4-乙酰氨基环己酮为原料，经环合、水解、拆分、丙酰化和还原制得。

临床用途：普拉克索是非麦角碱类衍生物，高度选择性地作用于多巴胺 D_2 受体，可以单独使用治疗早期 PD，也可与 DA 合用治疗晚期症状，而且对 DA 神经有保护作用。

药物配伍：本品不能与影响血浆蛋白结合的其他药物相互作用，也不能通过生物转化清除。

4. 盐酸多奈哌齐　Donepezil Hydrochloride

化学名：2-[（1-苄基-4-哌啶基）甲基]-5,6-二甲氧基-1-茚酮盐酸盐

英文化学名：2-[[1-benzyl-4-piperidinyl]methyl]-5,6-dimethoxy-inden hydrochloride

理化性质：白色结晶粉末,溶于水和乙酸。

体内代谢：本品口服吸收好,原药及代谢产物经肾脏和消化道排出。

合成路线：关于盐酸多奈哌齐的化学合成有多种方法,较常见的合成路线如下。

以5,6-二甲氧基-2,3-二氢-茚满酮与1-苄基哌啶-4-甲醛在甲醇钠作用下发生缩合反应,然后经Pd/C催化氢化以及盐酸化得到盐酸多奈哌齐。

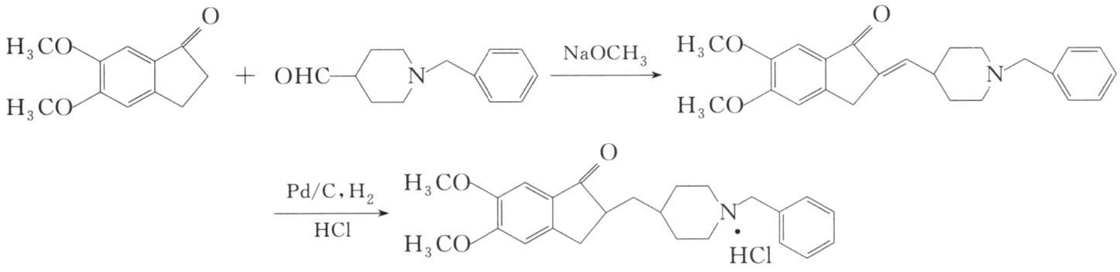

临床用途：盐酸多奈哌齐是苄基哌啶类衍生物,为高选择性、可逆的乙酰胆碱酯酶抑制剂,对脑内乙酰胆碱酯酶的抑制作用比对外周的丁酰胆碱酯酶的抑制作用强1000倍,半衰期为70~80h。本品对轻至中度阿尔茨海默病（AD）的治疗显示,在为期超过24周的治疗中,有60%~80%的患者认知和脑功能得到改善。持续治疗2年以上,治疗的AD患者精神量表评分持续高于未治疗者。与他克林相比,没有肝毒性,而且不良反应也较少。

药物配伍：尚不明确。

5. 利伐司替明　Rivastigmine

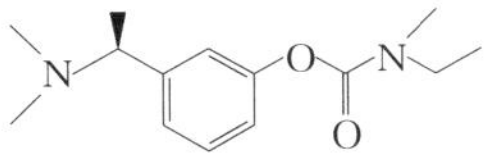

化学名：(S)-N-乙基-N-甲基-3[1-(二甲氨基)乙基]氨基甲酸苯酯

英文化学名：[(S)-N-ethyl-N-methyl-3-[1-(dimethylamino)ethyl]phenyl ester]

结构特征：乙酰胆碱（ACh）的季铵氮原子与酶的阴离子部位通过离子键结合,组氨酸残基上的咪唑基上的质子与乙酰胆碱羰基氧形成氢键,丝氨酸残基上的羟基亲核进攻带部分正电荷的羰基,以共价键结合形成ACh-AChE过渡态,由于过渡态不稳定,生成胆碱和乙酰化的AChE,后者迅速水解重新生成活性的AChE。

合成路线：

方法一　3-(1-二甲氨基乙基)苯酚和甲乙氨基甲酰氯在碱性试剂（氢化钠）的作用下发生酰化反应,得到产物经D-二对甲基苯甲酰酒石酸（D-DTTA）拆分得利伐司替明。

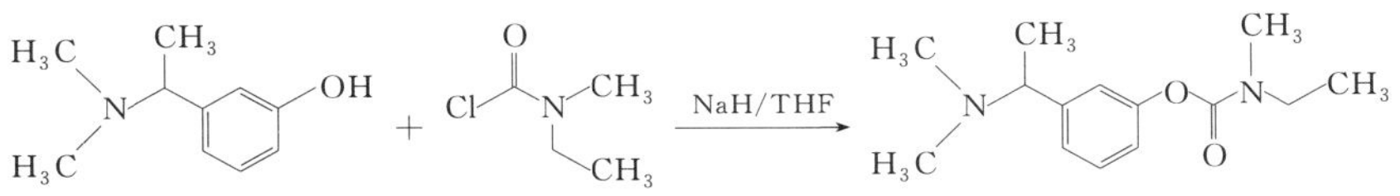

方法二 1-(3-甲氧基苯基)乙胺用(S)-扁桃酸拆分得到的(S)异构体,在甲醛、甲酸中进行 Eschweiler-Clark 反应,得到(S)-[1-(3-甲氧基苯基)乙基]二甲胺,经47%氢溴酸脱甲基得到酚,然后以无水 K_2CO_3 为碱,在相转移催化剂溴化四丁铵(TBAB)存在下与甲乙氨基甲酰氯酰化得到目标物。

临床用途: 利伐司替明是氨基甲酸酯类化合物,它的结构与乙酰胆碱类似,AChE 的丝氨酸残基上的羟基容易亲核进攻氨基甲酸酯部分,生成氨基甲酰化的AChE,它的水解速率比乙酰化的 AChE 慢得多,半衰期是后者的上千万倍,呈不可逆抑制。它具有良好的中枢选择性,尤其在皮层及海马区显示出高活性(阿尔茨海默病的病理部位)。与多奈哌齐不同,本品不仅抑制脑内的乙酰胆碱酯酶活性,并且对脑内丁酰胆碱酯酶也显示出高的抑制活性,而对纹状体和心脏中的丁酰胆碱酯酶抑制力很小。对轻、中度早老性痴呆症患者耐受性较好。

药物配伍: 尚不明确。

多靶点治疗阿尔茨海默病药物进展

AD 的发病机制复杂,大部分单靶点治疗药物的疗效不佳或相关研究进展缓慢。随着网络药理学的逐渐兴起,研究人员开始从 AD 的相关靶点系统网络来分析AD 的发生和发展,希望寻找合适的多个节点(靶点)对 AD 靶点网络进行多途径的干扰和调控。相较于单靶点药物,多靶点药物可以减少不良反应、降低临床使用剂量。与复方制剂相比,多靶点药物具有使用方便、不存在药物相互作用、无组合用药的剂量与比例问题等优点。由于多靶点药物通过对疾病的不同病理生理环节发挥作用而增强疗效;并且该类药物一般亲和力相对较低,不会强烈抑制或激活某一靶点而干扰该靶点承担的某些正常生理功能,从而成为目前 AD 治疗药物研究的新热点。

目前双(多)靶点治疗 AD 的药物研发大多以乙酰胆碱酯酶抑制剂为基础,进行合理药物设计,已有部分化合物进入临床前或临床研究。Ladostigil 是将 AChE抑制剂利伐司替明与单胺氧化酶(MAO)抑制剂 Rasagiline 的药效团进行骈合得到的,其具有 AChE 抑制、抗氧化、神经保护等多重活性,已经完成临床 I 期和IIa 期试验,于 2011 年进入临床 IIb 试验;Memoquin 是将辅酶 Q 中自由基清除基团——苯醌结构引入多胺骨架中,它不仅具 BACE-1、AChE 抑制活性,而且还能抑制 Aβ 的聚集，目前正处于临床前阶段；由于 Tacrine 分子结构简单，与 AChE 结合位点明确，常被用来与其他分子进行杂合，得到相应的双重或多重活性分子。如将 Tacrine 与钙离子拮抗剂尼莫地平杂合得到的 Tacripyrine，既能抑制 AChE，又显示出钙离子拮抗功能；5-羟色胺转运体（serotonin transporter，SERT）抑制剂对 AD 患者伴随的抑郁症状具有较好的疗效，利用 SERT 抑制剂 Fluoxetine 和 AChE 抑制剂利伐司替明中共有的甲乙胺结构进行骈合，得到的化合物 1 具有较高的 SERT 和 AChE 的抑制活性。

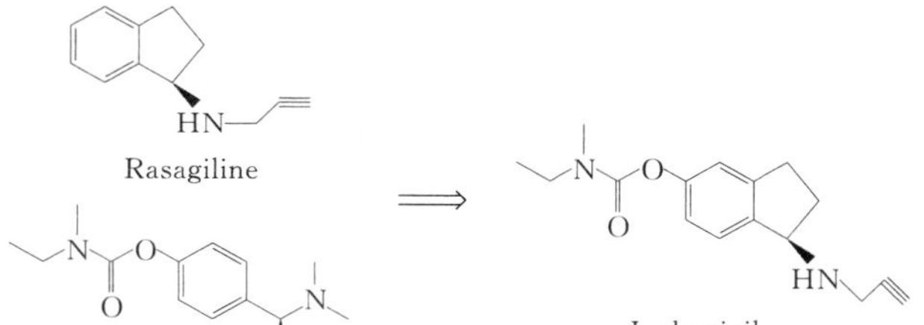

Rasagiline

Rivastigmine

Ladostigil
AChE IC_{50}＝52.4μM
MAO A IC_{50}＝85μM
MAO B IC_{50}＝120μM

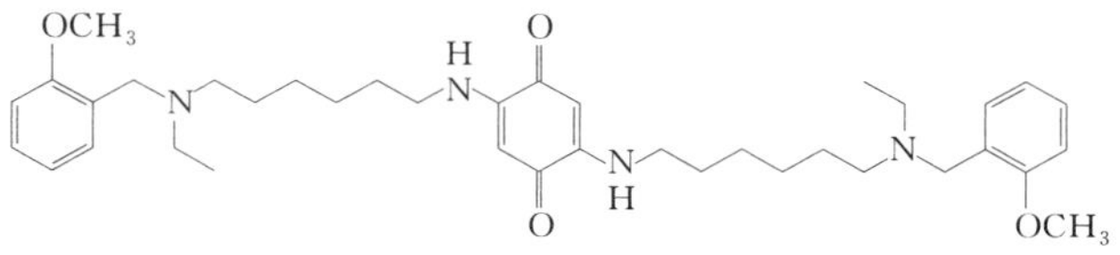

Memoquin
BACE-1 IC_{50}＝108nM
hAchE Ki＝2.6nM
$A\beta_{42}$ IC_{50}＝5,93μM

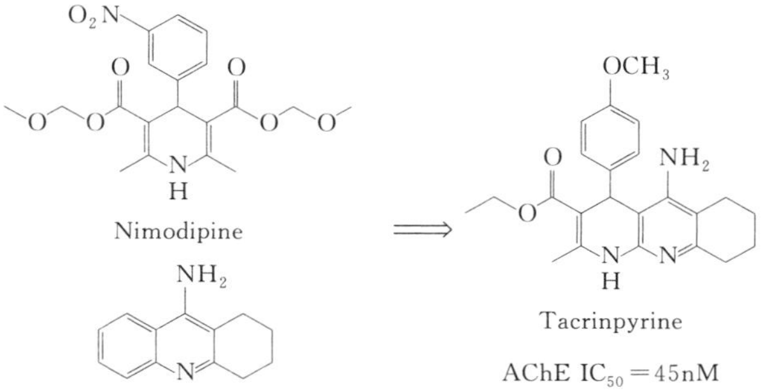

Nimodipine

Tacrine
AChE IC_{50}＝350nM

Tacrinpyrine

AChE IC_{50}＝45nM

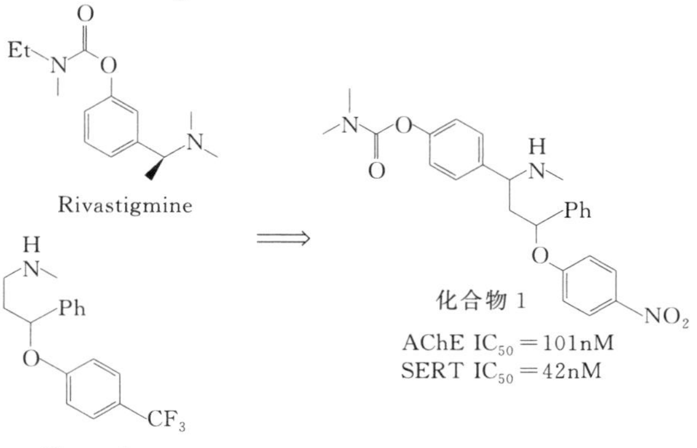

Rivastigmine

Fluoxetine

化合物 1
AChE IC_{50}＝101nM
SERT IC_{50}＝42nM

具有金属离子螯合作用的多靶点化合物已有文献报道。Mandel 等人将金属离子螯合剂 VK28 和 MAO 抑制剂 Rasagiline 中的药效团炔丙胺进行骈合，获得的 HLA-20 具有和去铁胺相似的金属离子螯合作用，且对 MAO-A 和 MAO-B 有抑制作用；硫黄素（Thioflavin，ThT）对 Aβ 具有很强的亲和力及抗氧化活性，Rodríguez 等人报道，在保留 ThT 基本分子结构的基础上，引入金属离子螯合剂氯碘羟喹的 8-羟基喹啉片段，得到的化合物 2 既保留了金属离子螯合作用，同时显示出与 ThT 相当或更强的 Aβ 聚集抑制作用。黄文海等人也报道了具有金属离子作用的双功能分子治疗 AD 的研究，利用前期发现的 BACE 1 抑制剂 3 和文献报道的金离子螯合剂 LR-90 在结构上的相似性，采用分子杂合原理设计合成了一系列 1,3-二芳基脲类化合物，其中化合物 4 不仅具与先导分子相当的 BACE 1 抑制活性，还对铜、铁离子具有螯合功能，该类化合物是首次报道的具有金属离子螯合作用的 BACE1 抑制剂。

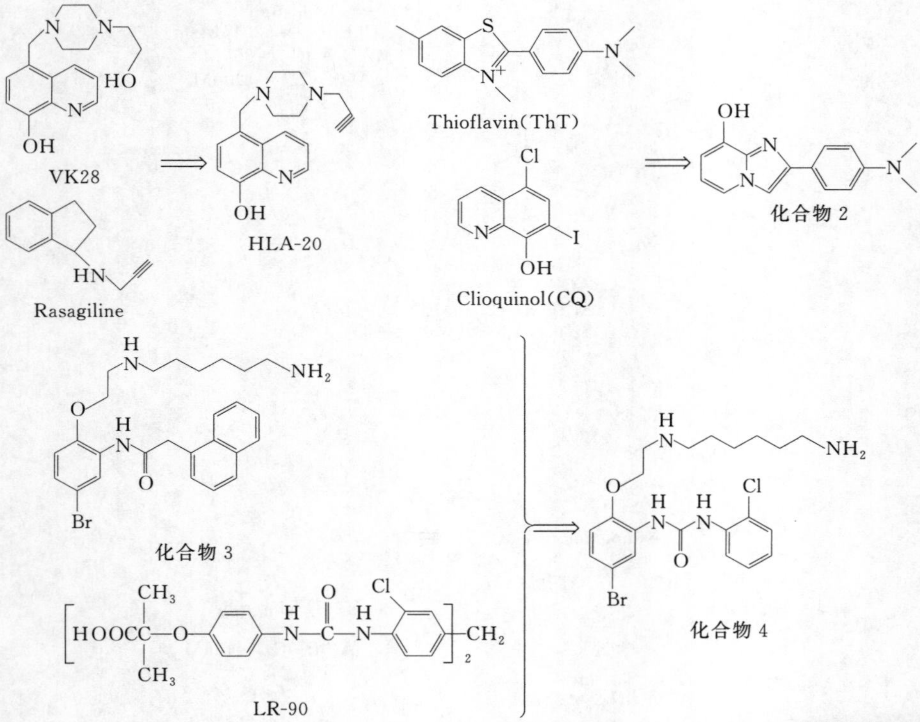

VK28

Rasagiline

HLA-20

Thioflavin（ThT）

Clioquinol（CQ）

化合物 2

化合物 3

LR-90

化合物 4

4. 中枢神经系统药物辅助测试题

第二章 外周神经系统药物

一、胆碱能药物

胆碱能药物（cholinergic agents）可分为：

分类	代表药物
拟胆碱药	溴新斯的明
抗胆碱药	硫酸阿托品

1. 溴新斯的明　Neostigmine Bromide

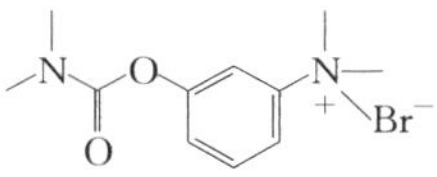

化学名：溴化 N,N,N-三甲基-3-［（二甲氨基）甲酰氧基］苯铵

英文化学名：3-[[（dimethylamino）carbonyl]oxy]-N,N,N-trimethyl benzenaminium bromide

结构特征：

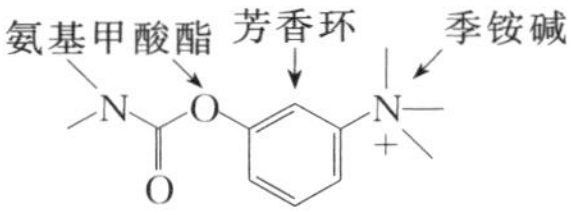

理化性质：本品为白色结晶性粉末。易溶于水，可溶于乙醇，不溶于乙醚。本品一般条件下较稳定，但与强碱共热，酯键水解成二甲氨基甲酸和间二甲氨基酚。前者可进一步水解成具有氨臭的二甲胺，且使湿润的红色石蕊试纸变蓝，后者可作为偶合试剂与重氮苯磺酸试液作用生成红色偶氮化合物。

体内代谢：溴新斯的明的酯水解产物溴化 3-羟基苯基三甲铵，具有与溴新斯的明相似但较弱的活性。

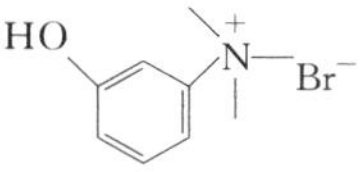

溴化 3-羟基苯基三甲铵

3-hydroxyphenyltrimethylammonium bromide

合成路线：

临床用途：溴新斯的明是第一个用于临床的抗胆碱酯酶药，属可逆性乙酰胆碱酯酶抑制剂，临床上用于重症肌无力和术后腹气胀及尿潴留。

药物配伍：尚不明确。

2. 硫酸阿托品　Atropine Sulfate

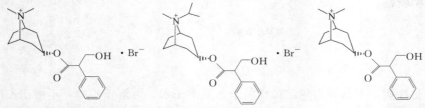

5. 硫酸阿托品学习视频

化学名：α-(羟甲基)苯乙酸-8-甲基-8-氮杂双环[3.2.1]-3-辛酯硫酸盐一水合物

英文化学名：α-(hydroxymethyl)benzeneacetic(3-*endo*)-8-methyl-8-azabicyclo[3.2.1]oct-3-yl ester sulphate monohydrate

理化性质：

（1）叔胺　碱性较强，pK_a为 9.8，水溶液可使酚酞呈红色。

（2）酯键　pH 值 3.5～4.0 稳定，碱性条件下分解成莨菪醇和消旋莨菪酸。阿托品是莨菪碱的外消旋体。

结构改造：本品具有外周及中枢 M 胆碱受体拮抗作用，对 M_1 和 M_2 受体都有作用。做成季铵盐，难以通过血脑屏障，不呈现中枢作用。

溴甲阿托品（胃肠道）
Atropine Methobromide

异丙托溴铵（支气管）
Ipratropium Bromide

后马托品（眼科）
Homatropine

结构与中枢作用的关系：

（1）氧桥的存在使亲脂性升高，中枢作用增强；

（2）羟基的存在使极性升高，中枢作用减弱。

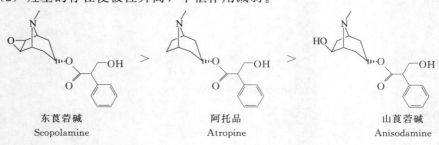

东莨菪碱
Scopolamine

＞

阿托品
Atropine

＞

山莨菪碱
Anisodamine

临床用途： 临床用于散瞳，平滑肌痉挛导致的内脏绞痛，有机磷（胆碱酯酶抑制剂）中毒解救等。

药物配伍： 与尿碱化药包括含镁或钙的制酸药、碳酸酐酶抑制药、碳酸氢钠、枸橼酸盐等配伍使用时，阿托品排泄延迟，作用时间延长、毒性增加。

3. 苯磺酸阿曲库铵　Atracurium Besylate

化学名： 2,2′-[1,5-戊二基双［氧-(3-氧代-3,1-丙二基)]]双[1-(3,4-二甲氧苯基)甲基]-1,2,3,4-四氢-6,7-二甲氧基-2-甲基异喹啉]二苯磺酸盐

英文化学名： 2, 2′-[1, 5-pentanediyl bis [oxy-(3-oxo-3, 1-propansdiyl)]] bis [1-(3, 4- dimethoxyphenyl) methyl] -1, 2, 3, 4-tetrahydro-6, 7-dimethoxy-2-methylisoquinolinium] dibenzenesulfonate

结构特征： 软药；阿曲库铵分子结构中有 4 个手性中心，以 $1R$-cis、$1'R$-cis 的顺苯磺阿曲库铵活性最强，是苯磺酸阿曲库铵的 3 倍，无组胺释放作用，无心血管副作用，已用于临床。

临床用途： 肌松药，避免对肝、肾酶催化代谢的依赖性，解决了蓄积中毒问题。在生理条件下可以迅速代谢为无活性的代谢物，发生非酶性 Hofmann 消除反应。

药物配伍： 很多药物都能影响非去极化神经肌肉阻滞药物的强度和/或作用时间，如增强疗效的药物有麻醉剂，如恩氟烷、氯胺酮；抗生素，如氨基糖苷类、多黏菌素等。

二、肾上腺素受体激动剂

肾上腺素受体激动剂（adrenergic receptor agonists）可分为：

分类	代表药物
拟肾上腺素药物	肾上腺素
α_2 受体激动剂	盐酸可乐定
选择性 β 受体激动剂	沙丁胺醇

1. 肾上腺素　Epinephrine

6. 肾上腺素学习视频

化学名：(*R*)-4-[2-(甲氨基)-1-羟基乙基]-1,2-苯二酚

英文化学名：(*R*)-4-[1-hydroxy-2-(methylamino)ethyl]-1,2-benzenediol

结构特征：

光学活性
OH
H
N
HO
HO
苯乙胺
邻苯二酚

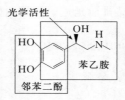

理化性质：

(1) 还原性（邻苯二酚） 空气中的氧或其他弱氧化剂，使其氧化变质；日光、热及微量金属离子能加速氧化成红色的肾上腺素红，继而聚合成棕色多聚体。水溶液露置于空气及日光中，会氧化变色，加入焦亚硫酸钠等抗氧剂，可防止氧化。储存时应避光并避免与空气接触。

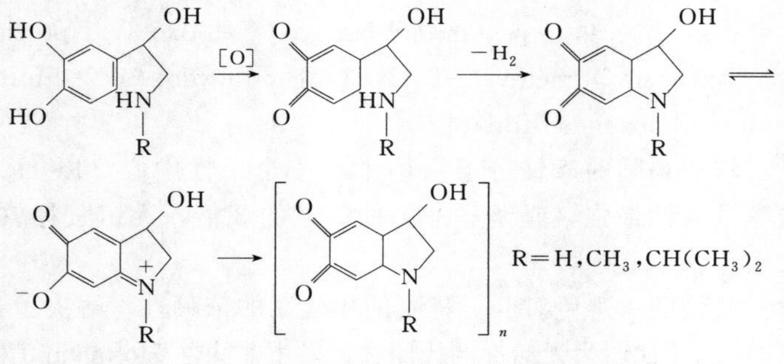

[O]
$-H_2$
R=H,CH_3,$CH(CH_3)_2$

棕色多聚体

(2) 消旋化 水溶液加热或室温放置后，可发生消旋化。消旋速度与 pH 值有关，在 pH<4，速度较快，水溶液应注意控制 pH 值，消旋后活性降低。《中华人民共和国药典》规定要严格控制药物旋光度。

H^+
OH_2
R-(−)-Epinephrine
$-H^+$
S-（+）-Epinephrine

体内代谢：

COMT
MAO
MAO

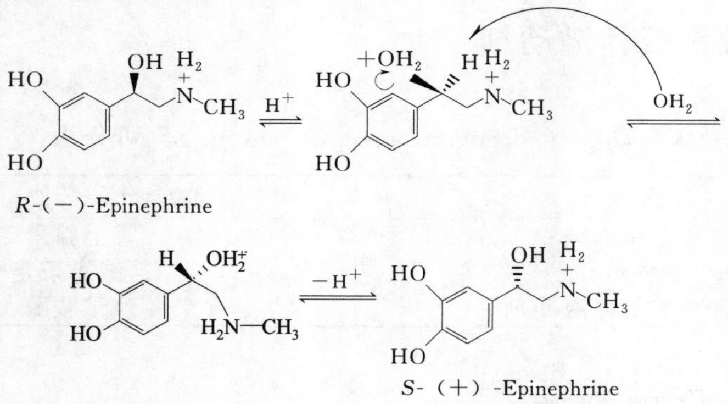

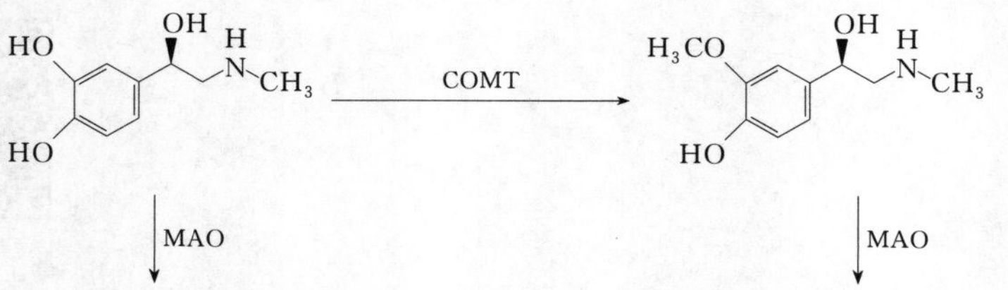

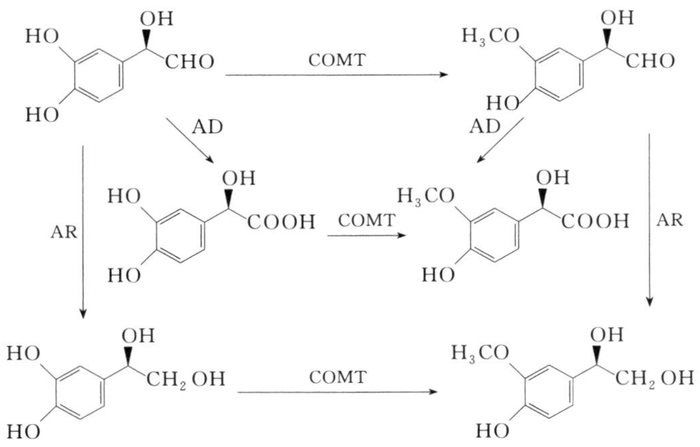

合成路线：手性拆分

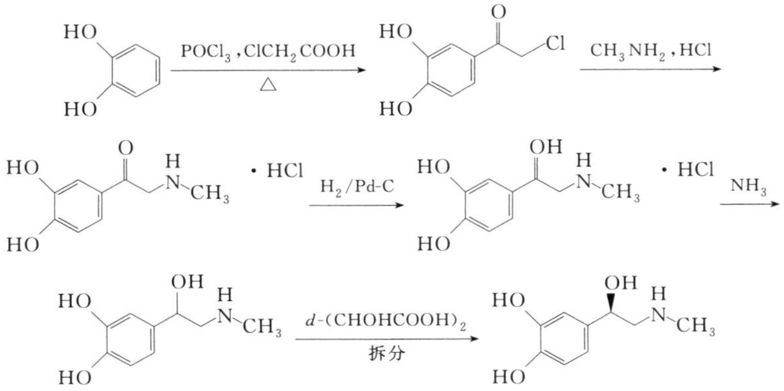

临床用途：用于过敏性休克、心脏骤停等的急救。R 构型为药物活性异构体。

药物配伍：本品不建议与其他药物合用。如与洋地黄类药物或全麻药合用可增加心肌对肾上腺素的敏感性；与硝酸酯类药合用，可导致低血压，硝酸酯类药物的抗心绞痛作用减弱；与普鲁卡因合用可引起室颤等。

2. 盐酸麻黄碱　Ephedrine Hydrochloride

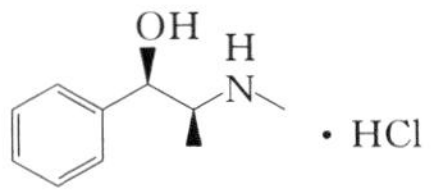

化学名：（1R，2S）-2-甲氨基-苯丙烷-1-醇盐酸盐

英文化学名：（1R，2S）-2-methlamino-phenylpropan-1-ol hydrochloride

结构特征（与肾上腺素类药物相比）：

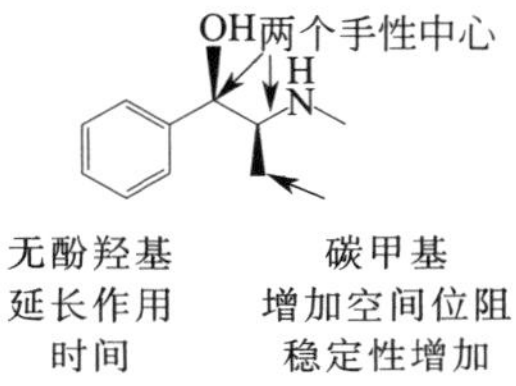

理化性质：本品为白色针状结晶。服用麻黄碱后可以明显增加兴奋性，有极大的副作用。盐酸麻黄碱在碱性溶液中与硫酸铜产生蓝紫色，同时也能被高锰酸钾氧化为苯甲醛及甲胺。

合成路线：

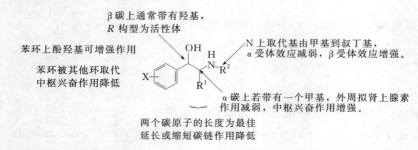

临床用途：主要用于支气管哮喘、百日咳、枯草热及其他过敏性疾病，还能对抗脊椎麻醉引起的血压降低、扩大瞳孔，也用于重症肌无力、痛经等疾患，还可作中枢神经系统兴奋剂。

药物配伍：本品与肾上腺皮质激素合用，可增加它们的代谢清除率，须调整皮质激素的剂量。

3. 沙丁胺醇　Salbutamol

化学名：1-(4-羟基-3-羟甲基苯基)-2-(叔丁氨基)乙醇

英文化学名：a1[[(1,1,-dimethylethyl) amino]methyl]-4-hydroxy-1,3-benzenedimethanol

理化性质：本品为白色结晶粉末，溶于乙醇，不溶于三氯甲烷和乙醚。

体内代谢：本品从胃肠道吸收，大部分被肝脏代谢，进入循环的原药约 20%。

肾上腺素受体激动剂的构效关系：

β 碳上通常带有羟基，
R 构型为活性体

苯环上酚羟基可增强作用

苯环被其他环取代
中枢兴奋作用降低

N 上取代基由甲基到叔丁基，
α 受体效应减弱，β 受体效应增强。

α 碳上若带有一个甲基，外周拟肾上腺素作用减弱，中枢兴奋作用增强。

两个碳原子的长度为最佳
延长或缩短碳链作用降低

（1）具有 β-苯乙胺的基本结构，以两个碳原子的长度最佳；

（2）β 碳上通常带有羟基，R 构型为活性体；

（3）N 上取代基影响受体效应的强弱，取代基增大，α 受体效应减弱，β 受体效应增强，对 β$_2$ 受体选择性提高；

（4）α 碳上带有一个甲基，外周拟肾上腺素作用减弱，中枢兴奋作用增强，作用时间延长；

（5）苯环上酚羟基使作用增强，3，4 位最明显，无酚羟基时作用减弱，时效延长；

（6）苯环被其他环代替，外周作用仍保留，中枢兴奋作用降低。

临床用途：选择性 β₂ 受体激动药，扩张支气管作用明显，较异丙肾上腺素强十倍以上，作用持久。对心脏 β₁ 受体激动作用较弱，增强心率的作用为异丙肾上腺素的 1/7，可口服。治疗支气管哮喘、哮喘型支气管炎、肺气肿患者的支气管痉挛等疾病。

药物配伍：尚不明确。

三、组胺 H₁ 受体拮抗剂

组胺 H₁ 受体拮抗剂（histamine H₁ receptor antagonists）按化学结构，可分为：

分类	代表药物
乙二胺类	美吡拉敏
氨基醚类	苯海拉明
丙胺类	马来酸氯苯那敏
三环类	氯雷他定
哌嗪类	盐酸西替利嗪
哌啶类	阿司咪唑

1. 马来酸氯苯那敏　Chlorphenamine Maleate

化学名：N,N-二甲基-γ-(4-氯苯基)-2-吡啶丙胺顺丁烯二酸盐

英文化学名：N,N-dimethyl-γ-(4-chlorophenyl)-2-pyridin propanamine maleate

结构特征：本品 S 构型（右旋）的活性比消旋体约强二倍，R 构型的活性仅为消旋体的 1/90。氯苯那敏是消旋的马来酸氯苯那敏。又名扑尔敏。

理化性质：

（1）本品为白色结晶性粉末，有升华性，易溶于水。mp 131～135℃。

（2）本品＋枸橼酸试液→水浴上加热→红紫色（脂肪族、脂环族和芳香族叔胺均有此反应）。

（3）马来酸具有不饱和双键＋稀硫酸＋高锰酸钾→红色消失→二羟基丁二酸。

体内代谢：吸收迅速而完全，排泄缓慢，作用持久。极性代谢物为 N-去一甲基、N-去二甲基、N-氧化物。

合成路线：

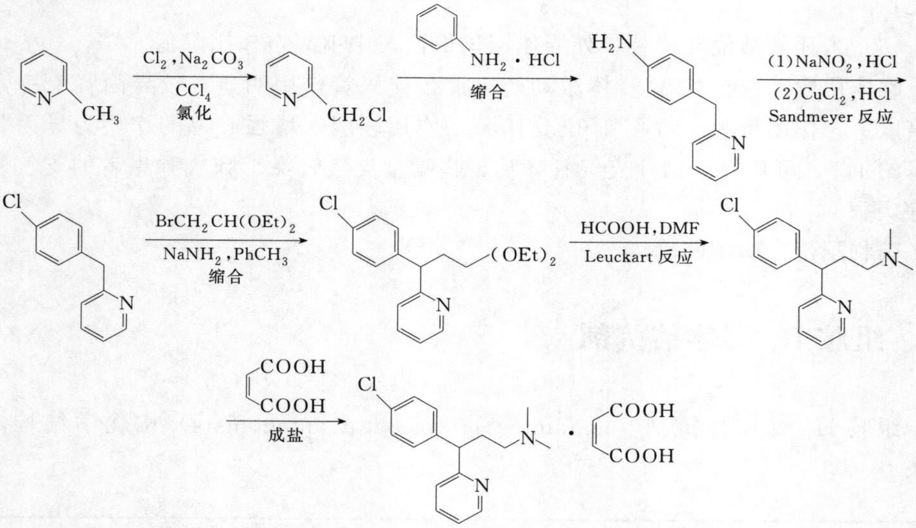

临床用途： 本品用于治疗过敏性疾病，尤其是鼻炎、皮肤黏膜的过敏、花粉的过敏等。

药物配伍： 本品不应与含抗组胺药（如马来酸氯苯那敏、苯海拉明等）的复方抗感冒药同服。本品不应与含抗胆碱药（如颠茄制剂、阿托品等）的药品同服。与解热镇痛药物配伍，可增强其镇痛和缓解感冒症状的作用。

2. 氯雷他定　Loratadine

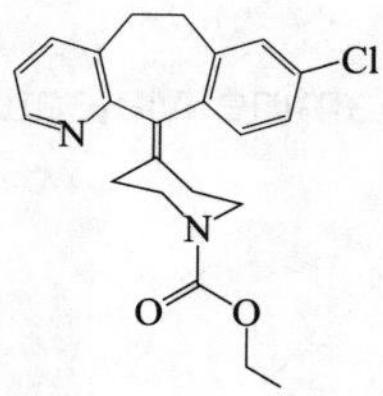

化学名： 4-(8-氯-5,6-二氢-11H-苯并[5,6]-环庚并[1,2-b]吡啶-11-烯基)-1-哌啶羧酸乙酯

英文化学名： 4-(8-chloro-5,6-dihydro-11H-benzo[5,6]cyclohepta[1,2-b]pyridin- 11-ylidene)-1-piperidinecarboxylic acid ethyl ester

结构特征： 与其他三环类抗组胺药的主要区别是其用中性的氨基甲酸酯代替了碱性叔胺结构，从而直接导致其中枢镇静作用的降低。

理化性质： 本品为无色结晶粉末，不溶于水，易溶于丙酮、乙醇。为强效选择性 H_1 受体拮抗剂，但无抗胆碱能活性和中枢神经系统抑制作用，属于第二代非镇静性抗组胺药。

合成路线：

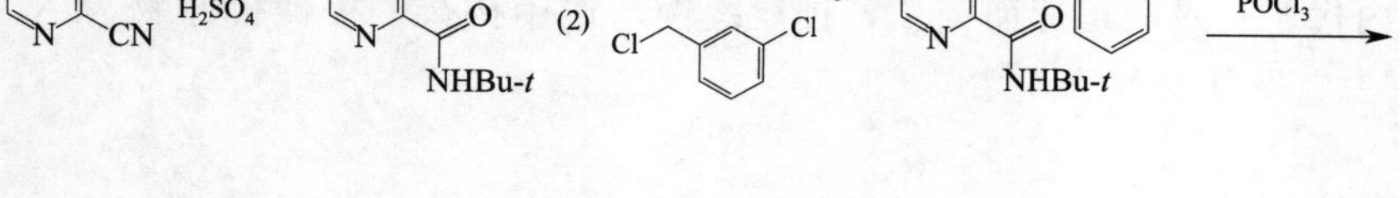

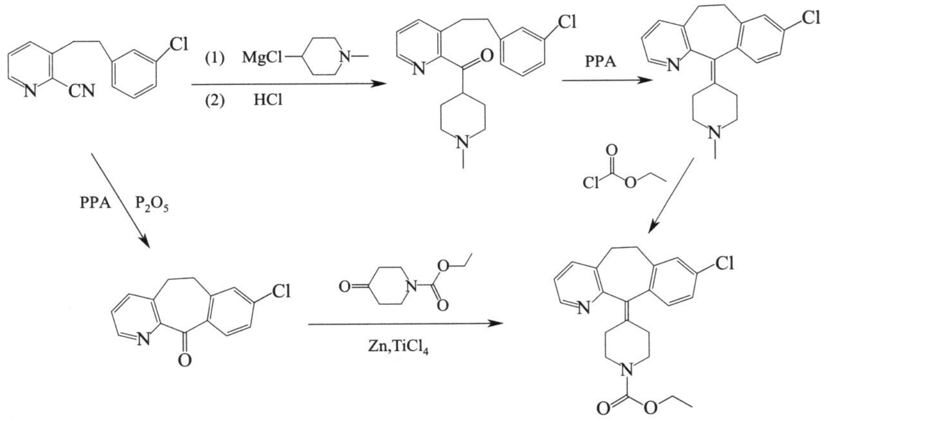

临床用途： 本品用于减轻过敏性鼻炎，治疗荨麻疹和过敏性关节炎。

药物配伍： 同时服用酮康唑、大环内酯类抗生素、西咪替丁、茶碱等药物，会提高氯雷他定在血浆中的浓度，应慎用。其他已知能抑制肝脏代谢的药物，在未明确与氯雷他定相互作用前应谨慎合用。

3. 盐酸西替利嗪　Cetirizine Hydrochloride

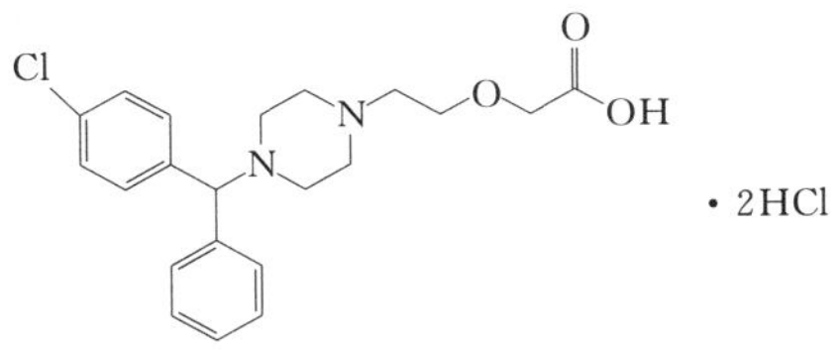

化学名： 2-[4-[(4-氯苯基)苯基甲基]-1-哌嗪基]乙氧基乙酸二盐酸盐

英文化学名： 2-[4-[(4-chlorophenyl) phenylmethyl-1-piperazinyl] ethoxy] acetic acid dihydrochloride

结构特征： 将二甲胺基用环状的叔胺（哌嗪）进行取代，选择性作用于 H_1 受体，作用强且持久。第二代非镇静性抗组胺药，不易透过血脑屏障，对 M 胆碱受体和 5-HT 受体的作用极小。

理化性质： 本品为白色粉末，溶于水，几乎不溶于丙酮和二氯甲烷，应密闭避光保存。

体内代谢： 不易透过血脑屏障，绝大部分经肾脏消除。

合成路线：

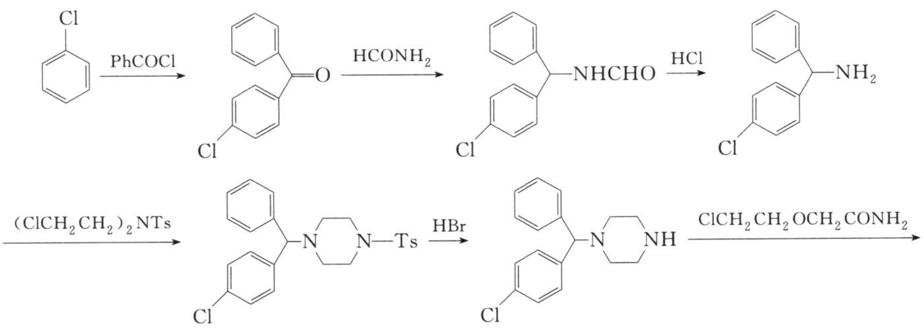

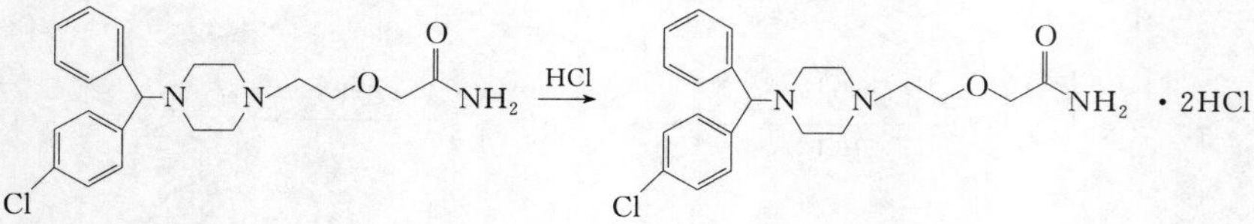

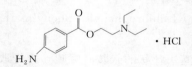

临床用途：抗过敏药。

药物配伍：本品应谨慎与镇静剂（安眠药）或茶碱同服。

四、局部麻醉药

局部麻醉药（local anesthetics）按化学结构，可分为：

分类	代表药物
苯甲酸酯类	盐酸普鲁卡因
酰胺类	盐酸利多卡因
氨基酮类	达克罗宁
氨基醚类	普莫卡因
氨基甲酸酯类	卡比佐卡因
脒类	非那卡因

1. 盐酸普鲁卡因 Procaine Hydrochloride

7. 盐酸普鲁卡因学习视频

化学名：4-氨基苯甲酸-2-(二乙氨基)乙酯盐酸盐

英文化学名：4-aminobenzoicacid-2-（diethylamino）ethyl ester mono- hydrochloride

理化性质：

（1）还原性 在空气中稳定；对光线敏感，宜避光储存；芳伯氨基的氧化是其变色的原因。

（2）水解性 酸、碱和体内酯酶均能促使水解，在酸性条件下水解较慢，在碱性条件下水解加速。

（3）碱性 芳伯氨基的碱性较弱，叔氨基的碱性较强，可与盐酸成盐。

（4）鉴别反应 芳伯氨反应和重氮化偶合反应。

结构改造：

（1）对易水解、易氧化性加以改善，可增强其局麻作用并延长作用时间，位阻的作用是减慢酯基的水解和增强局部麻醉作用。

（2）苯环上取代基变化 空间障碍和电性因素的综合效应。

（3）酯键变化 碳链上引入甲基，麻醉作用延长，因立体障碍使酯键不易水解换以对水解作用较稳定的功能基，产生了酰胺类、氨基醚类、氨基酮类、氨基甲酸酯类、脒类等多种结构类型的局麻药。

（4）胺烷基侧链变化 主要为空间效应。

体内代谢： 水解成对氨基苯甲酸和二乙氨基乙醇。前者 80％ 可随尿排出，或形成结合物后排出；后者 30％ 随尿排出；其余可继续脱氨、脱羟和氧化后排出。

合成路线：

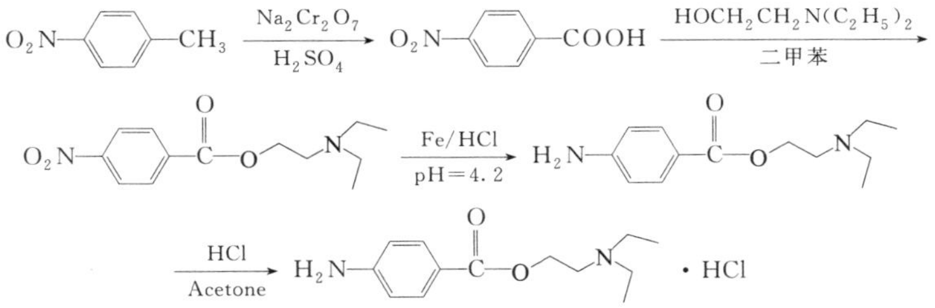

临床用途： 本品是至今被临床广泛使用的局部麻醉药，具有毒性低、无成瘾性等优点。用于腰麻和局部封闭疗法。

药物配伍： 可加强肌松药的作用，使肌松药作用时间延长，与肌松药合用时宜减少肌松药的用量。本品中普鲁卡因可减弱磺胺类药物的药效，不宜同时应用磺胺类药物。本品可增强洋地黄类药物的作用，合用可导致其毒性反应。

2. 盐酸利多卡因 Lidocaine Hydrochloride

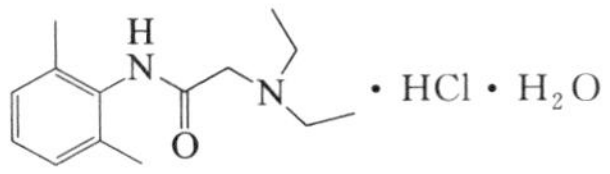

化学名： N-(2,6-二甲苯基)-2-(二乙氨基)乙酰胺盐酸盐一水合物

英文化学名： 2-(diethylamino)-N-(2,6-dimethylphenyl)acetamide hydrochloride mono-hydrate

理化性质： 本品为白色结晶粉末，易溶于水和乙醇，不溶于乙醚。mp 75～79℃。

结构特征：

（1）酰胺键较酯键稳定。

（2）两个邻位均有甲基，具空间位阻。

以上两点也是盐酸利多卡因比普鲁卡因作用强、维持时间长、毒性大、更稳定的原因。

体内代谢： 本品在体内大部分由肝脏代谢，发生水解及氧化反应。

合成路线：

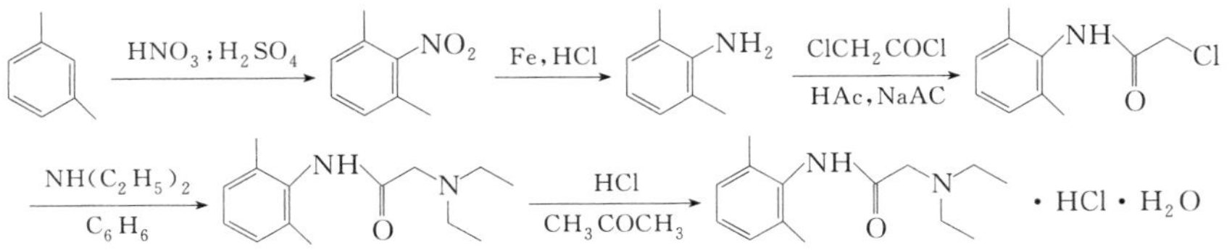

临床用途：本品用作局部麻醉药，后发现还有抗心律失常作用，还可用于癫痫及各种疼痛治疗。

药物配伍：尚不明确。

8. 外周神经系统药物
辅助测试题

第三章　循环系统药物

循环系统药物（circulatory system agents）可分为：

分类	代表药物
β受体拮抗剂	普萘洛尔
钙离子拮抗剂	硝苯地平、氨氯地平、盐酸地尔硫䓬
钾通道阻滞剂	盐酸胺碘酮
血管紧张素转化酶抑制剂	卡托普利
血管紧张素Ⅱ受体拮抗剂	氯沙坦
利尿(基础降压)药	氢氯噻嗪、呋塞米
NO供体药物	硝酸甘油、硝酸异山梨酯
强心药	地高辛
调血脂药	洛伐他汀、辛伐他汀、阿托伐他汀钙
降胆固醇药	吉非罗齐
其他	利血平

一、β受体拮抗剂

普萘洛尔　Propranolol

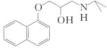

9. 普萘洛尔
学习视频

化学名：1-异丙氨基-3-(1-萘氧基)-2-丙醇

英文化学名：1-isopropylamino-3-(1-naphthyl oxy)-2-propanol

结构特征：氨基丙醇侧链呈碱性，可与盐酸成盐；具有手性中心，S 异构体活性强于 R 构型，药用外消旋体。β受体阻滞剂的结构特点如下。

（1）芳氧基丙醇胺的基本结构与β受体激动剂的苯乙醇胺一致。

（2）芳环部分可以是苯、萘、芳杂环和稠环等。苯环对位取代的化合物，通常对 β1 受体具有较好的选择性。

（3）β碳原子的手性要求与β受体激动剂一致，芳氧丙醇胺类为 S 构型，苯乙醇胺类为 R 构型。

·　（4）氨基上取代基亦与 β 受体激动剂相似，常为仲胺结构，以异丙基或叔丁基取代效果较好，烷基碳原子数太少或 N,N-双取代，活性下降。

理化性质：普萘洛尔对热稳定，对光、酸不稳定，在酸性溶液中侧链氧化分解。

体内代谢：本品在体内代谢生成 α-萘酚，再生成葡萄糖醛酸排出，也可经侧链氧化生成 α-羟基-3-(1-萘氧基)-丙酸。

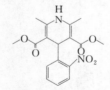

合成路线：

临床用途：本品可抗心律失常、抗心绞痛、抗高血压、抗甲亢。主要用于治疗心绞痛，也可治疗高血压。哮喘患者忌用。

药物配伍：与抗高血压药物相互作用，本品与利血平合用，可导致体位性低血压、心动过缓、头晕、晕厥。与单胺氧化酶抑制剂合用，可致极度低血压。与洋地黄合用，可发生房室传导阻滞而使心率减慢，需严密观察。

二、钙离子拮抗剂

1. 硝苯地平　Nifedipine

10. 硝苯地平
学习视频

化学名：1,4-二氢-2,6-二甲基-4-(2-硝基苯基)-吡啶-3,5-二羧酸二甲酯

英文化学名：1,4-dihydro-2,6-dimethyl-4-(2-nitrophenyl)-pyridin-3,5-dicarbo -xylic acid dimethyl ester

理化性质：本品为黄色结晶粉末，易溶于乙酸乙酯，微溶于乙醇，几乎不溶于水。mp 172～174℃。光照和氧化剂存在下分别生成两种降解氧化产物。

（1）将二氢吡啶芳构化（光照和氧化）

（2）将硝基转化成亚硝基（光照）

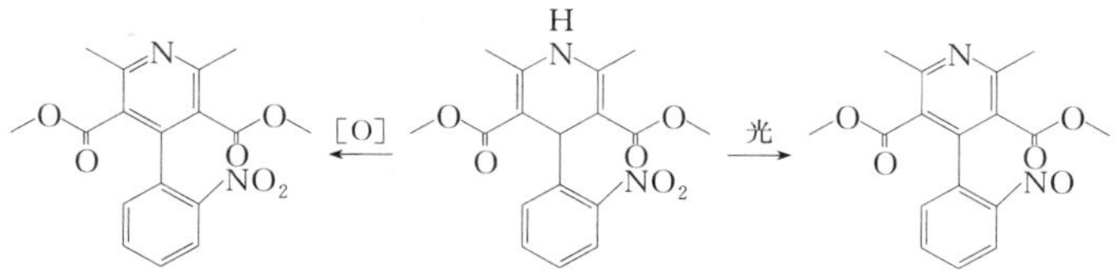

体内代谢：钙离子拮抗剂代谢一般要经首过效应，1,4-二氢吡啶钙离子拮抗剂被肝脏细胞色素 P450 酶系氧化代谢成失活的吡啶类似物，随后这些代谢物通过水解、环合及氧化进一步代谢。硝苯地平的代谢物均无活性。

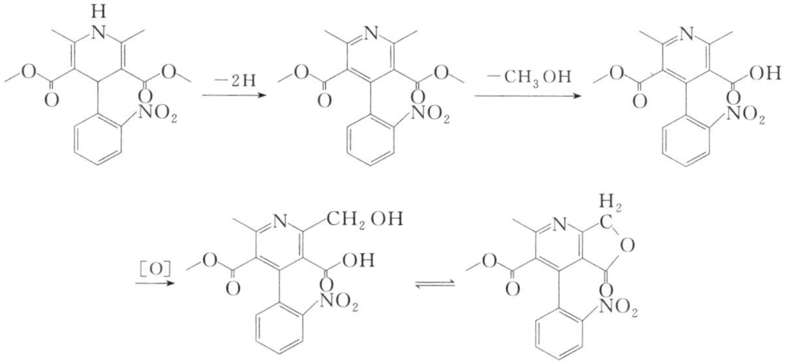

合成路线：Hantzsch 反应

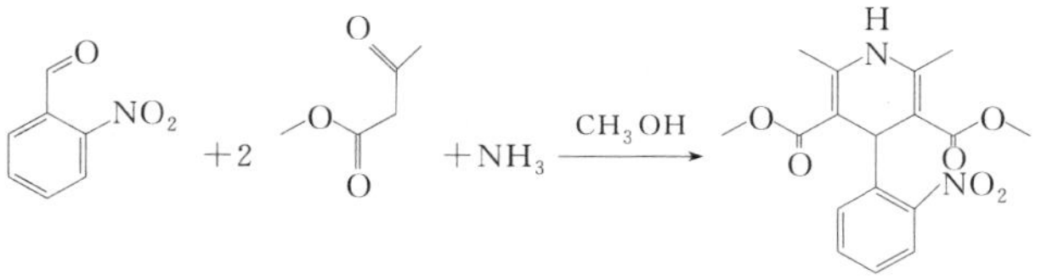

临床用途：用于治疗心绞痛和高血压。

药物配伍：本品与其他降压药同用可致血压过低；与 β 受体拮抗剂合用，可导致部分患者血压过低、心力衰竭；与硝酸酯类合用，治疗心绞痛作用可增强。

2. 氨氯地平 Amlodipine

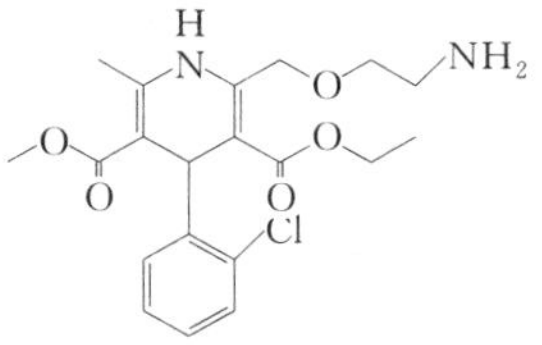

化学名：2-[(2-氨基乙基氧)甲基]-4-(2-氯苯基)-1,4-二氢-6-甲基-3,5-吡啶二甲酸-3-乙酯-5-甲酯

英文化学名：2-[(2-aminoethoxy) methyl]-4-(2-chlorophenyl)-1,4-dihydro-6-methyl-3,5-pyridinedicarboxylic acid 3-ethyl-5-methyl ester

理化性质：本品为白色结晶性粉末，微苦，微溶于水，略溶于乙醇，须避光保存。mp 178～179℃。

体内代谢：本品的生物利用度近 100％，在肝脏代谢为氧化的吡啶衍生物，代谢物无药理活性。

合成路线：由于氨氯地平分子结构不对称，故合成方法与硝苯地平不同，反应分两步进行。

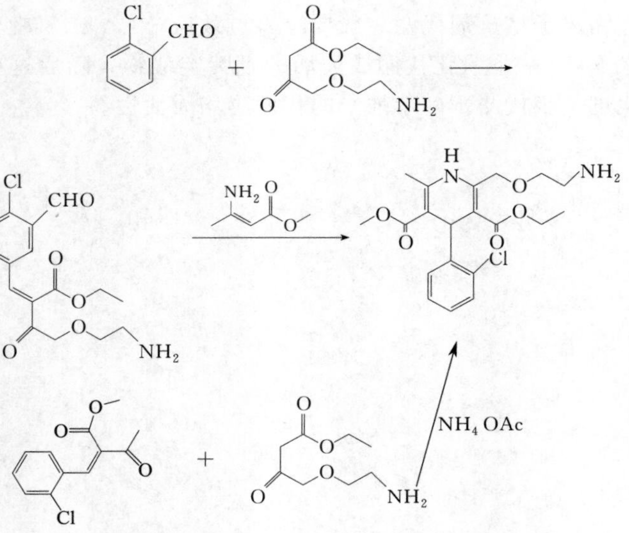

临床用途：供临床使用的有苯磺酸氨氯地平和马来酸氨氯地平。该类药物具有抗高血压作用，也可用于治疗心绞痛。

药物配伍：苯磺酸氨氯地平为 CYP3A 弱抑制剂，可以增加 CYP3A 底物浓度。

3. 盐酸地尔硫䓬　Diltiazem Hydrochloride

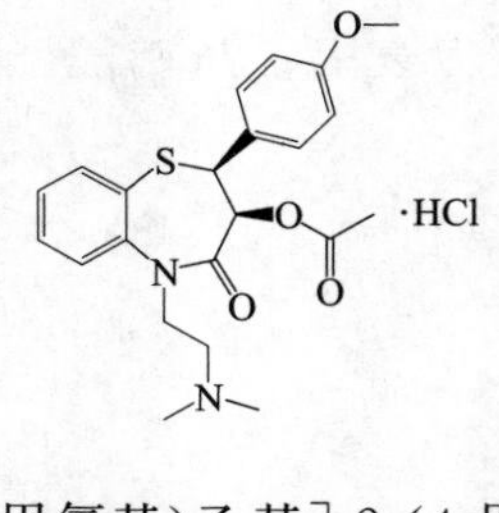

化学名：顺-（＋）-5-[（2-二甲氨基）乙基]-2-（4-甲氧基苯基）-3-乙酰氧基-2,3-二氢-1,5-苯丙硫氮杂䓬-4（5H）-酮盐酸盐

英文化学名：（＋）-*cis*-5-[2-(dimethylamino)ethyl]-2,3-dihydro-3-hydroxy-2-(*p*-methoxy phenyl)-1,5-benzothiazepin-4(5*H*)-one acetate (ester)

结构特征：该药物属于苯并硫氮䓬类，分子结构中有两个手性碳原子，具有 4 个立体异构体，其中以顺式 *d*-异构体活性最高。

理化性质：本品为针状结晶，易溶于水、甲醇等，不溶于苯，mp 208～212℃。

体内代谢：本品有较高的首过效应，生物利用度下降，体内有效期为 7～8h。地尔硫䓬经肝肠循环，主要代谢途径为脱乙酰基、*O*-脱甲基和 *N*-脱甲基。

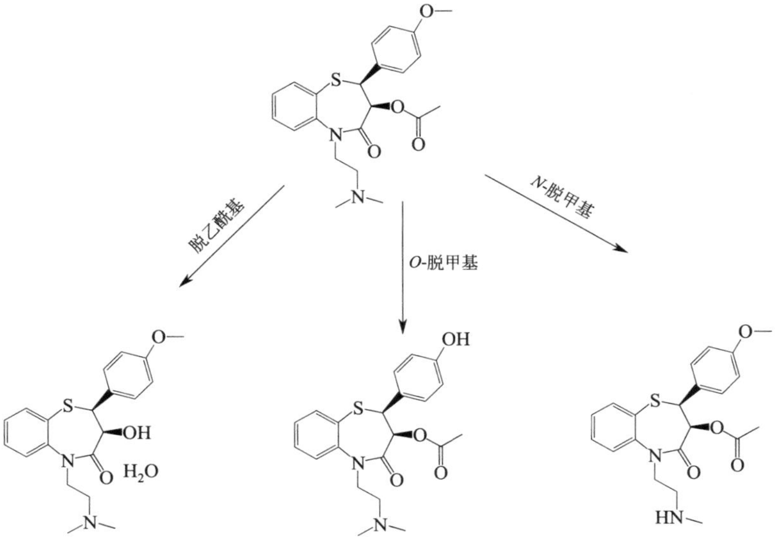

合成路线：

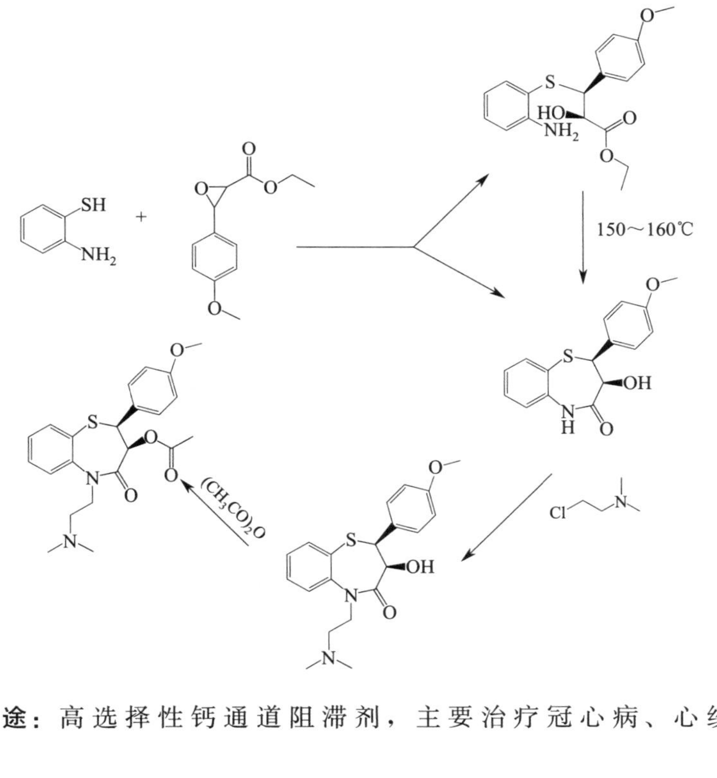

临床用途： 高选择性钙通道阻滞剂，主要治疗冠心病、心绞痛、心律失常。

药物配伍： 研究表明盐酸地尔硫䓬与β受体阻滞剂合用耐受性良好，但在左心室功能不全及传导功能障碍患者中资料尚不充分。

三、钾通道阻滞剂

盐酸胺碘酮　Amiodarone Hydrochloride

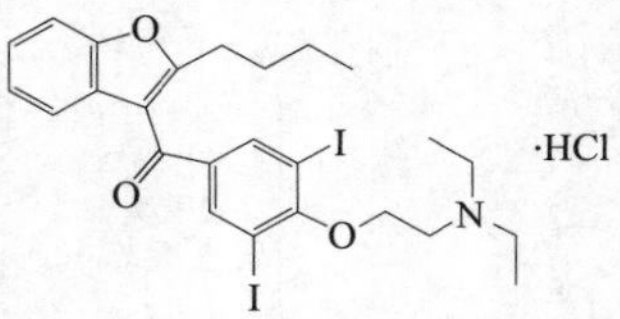

化学名：(2-丁基-3-苯并呋喃基)[4-[2-(二乙氨基)乙氧基]-3,5-二碘苯基]甲酮盐酸盐

英文化学名：(2-butyl-3-benzofuranyl)[4-[2-(diethylamino)ethoxy]-3,5- diio-dophenyl] ketone hydrochloride

理化性质：本品为白色或淡黄色粉末；与一般盐不同，本品不溶于水，易溶于氯仿、乙醇等有机溶剂。固体避光保存，难分解；水溶液可发生不同程度的降解；在有机溶剂中稳定性比在水溶液中好。本品溶解后加 2,4-二硝基苯肼成黄色的胺碘酮 2,4-二硝基苯腙沉淀，这也是羰基的鉴别反应。

合成路线：

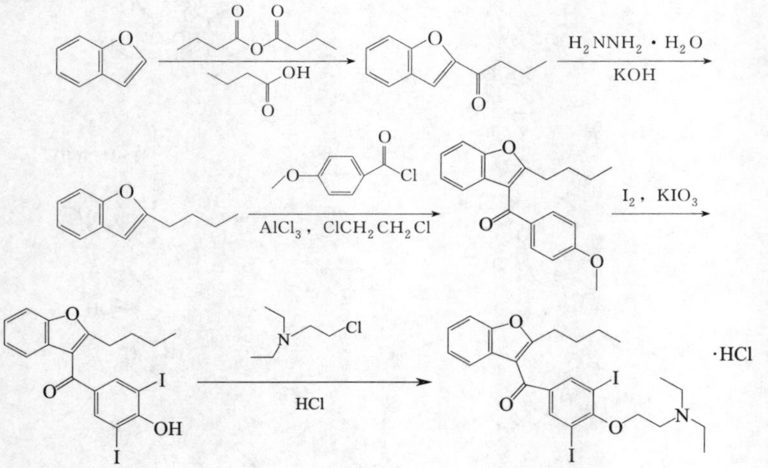

体内代谢：本品生物利用度不高，主要代谢物是去乙基胺碘酮，与胺碘酮有类似的药理作用。

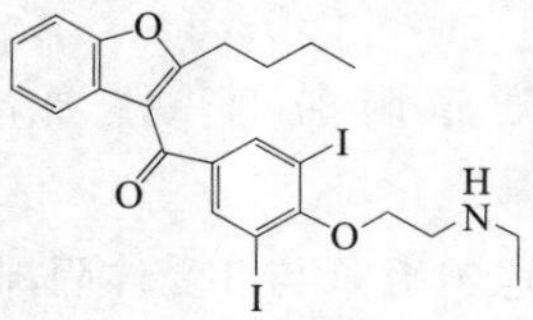

去乙基胺碘酮

临床用途：广谱抗心律失常药。

药物配伍： 许多抗心律失常药对心脏的自律性、传导性和收缩性有抑制作用。联合使用不同种类的抗心律失常药可以从中获益，但通常需要进行密切的心电图（ECG）和临床监测。

四、血管紧张素转换酶抑制剂

卡托普利　Captopril

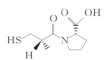

11. 卡托普利
学习视频

化学名：（2S）-1-(3-巯基-2-甲基氧代丙基)-L-脯氨酸
英文化学名：（2S）-1-(3-mercapto-2-methylpropionyl)-L-proline
理化性质： 本品为白色结晶粉末，手性药物，具有酸性；结晶固体稳定性高，但水溶液易发生氧化反应，通过巯基双分子键合成为二硫化物。
合成路线：

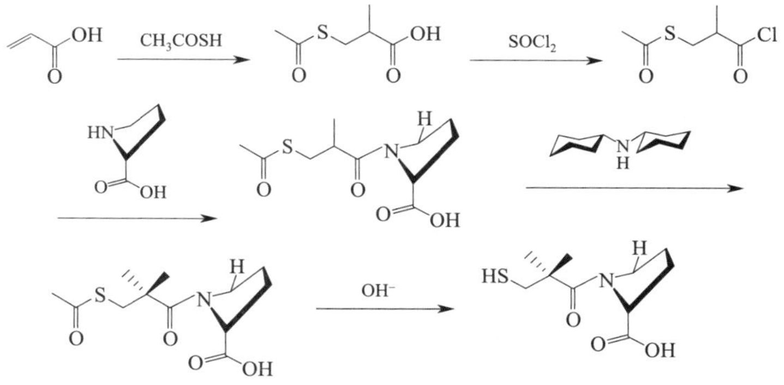

构效关系：

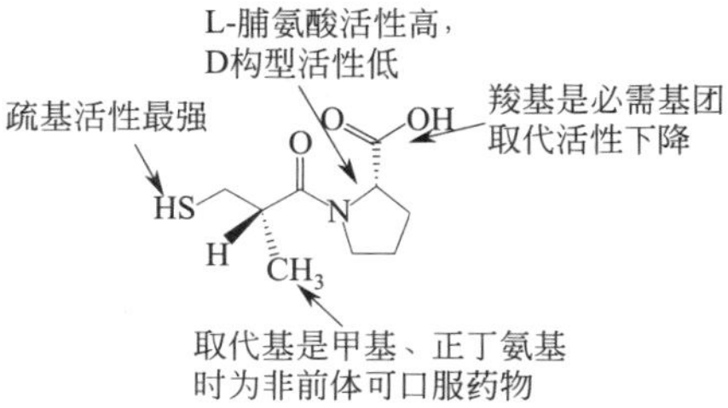

L-脯氨酸活性高，
D构型活性低

羧基是必需基团
取代活性下降

巯基活性最强

取代基是甲基、正丁氨基
时为非前体可口服药物

临床用途： 本品用于治疗高血压等。
药物配伍： 与利尿药同用使降压作用增强，但应避免引起严重低血压，故原用利尿药者宜停药或减量。本品开始用小剂量，逐渐调整剂量。与其他扩血管药同用可能致低血压，如拟合用，应从小剂量开始。

五、血管紧张素Ⅱ受体拮抗剂

氯沙坦　Losartan

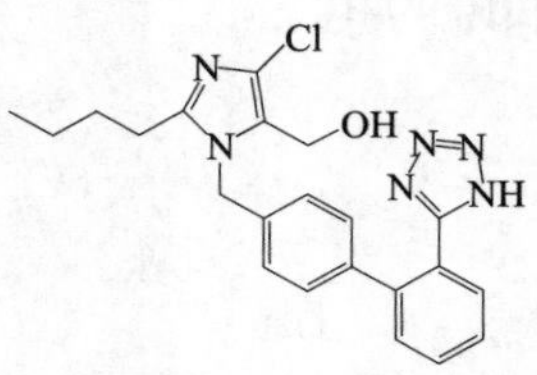

化学名： 2-丁基-4-氯-1-[2′-(1*H*-四唑-5-基)[1,1′-联苯-4-基]甲基]-1*H*-咪唑-5-甲醇

英文化学名： 2-butyl-5-chloro-3-[[4-[2-(2*H*-tetrazol-5-yl) phenyl] phenyl] methyl] imidazole-4-carboxylic acid

理化性质： 本品是淡黄色固体。mp 208～212℃。

结构特征：

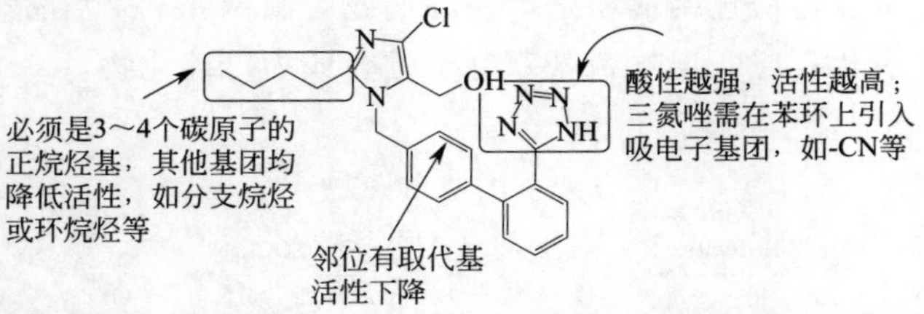
必须是3～4个碳原子的
正烷烃基，其他基团均
降低活性，如分支烷烃
或环烷烃等
酸性越强，活性越高；
三氮唑需在苯环上引入
吸电子基团，如-CN等
邻位有取代基
活性下降

体内代谢： 本品口服吸收良好，几乎不透过血脑屏障，代谢产物经肝脏和肾脏排泄。部分代谢物也有抗高血压活性。

合成路线：

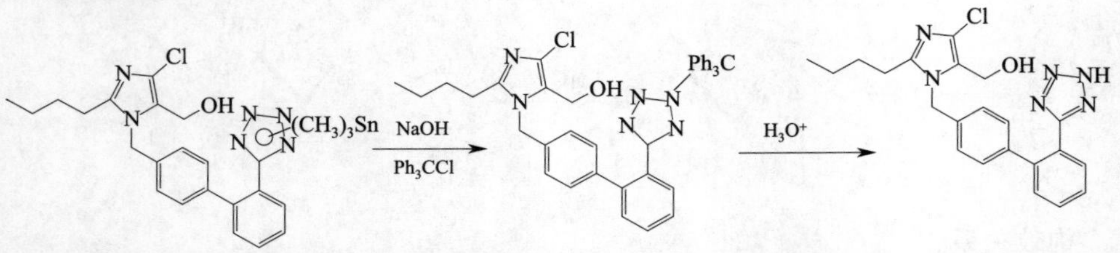
NaOH
Ph₃CCl
H₃O⁺

临床用途： 本品是第一个血管紧张素Ⅱ受体拮抗剂类抗高血压药物，用于治疗原发性高血压，降压作用可持续 24h。

药物配伍： 临床试验发现本品耐受性良好，不良反应轻微且短暂，一般不需终止治疗，本品总的不良反应发生率与安慰剂相近。

六、利尿药

1. 氢氯噻嗪　Hydrochlorothiazide

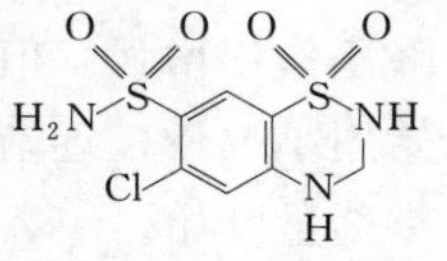

化学名： 6-氯-3,4-二氢-2H-1,2,4-苯并噻二嗪-7-磺酰胺-1,1-二氧化物

英文化学名： 6-chloro-3,4-dihydro-2H-1,2,4-benzothiadiazine-7-sulfonamide-1,1-dioxide

理化性质： 白色结晶粉末，不溶于水，可溶于丙酮。固体稳定，室温下保存未见显著降解。光照、加热对其物理性质基本无影响。

体内代谢： 本品口服吸收迅速，但生物利用度约 65%，进食后服用此药能增加吸收量，可能与药物在小肠的滞留时间延长有关。代谢后随尿液排出体外。

合成路线：

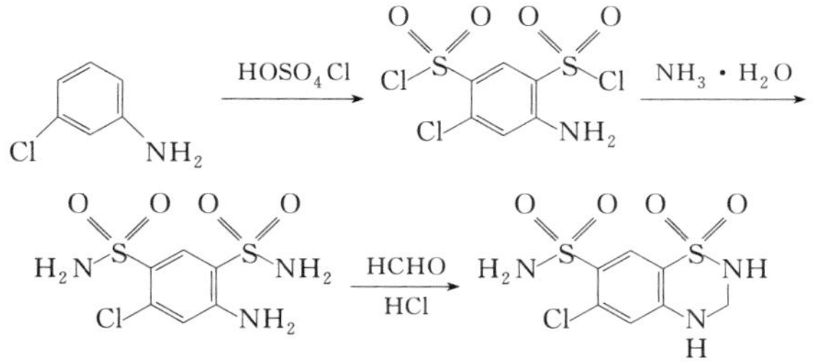

临床用途： 氢氯噻嗪为利尿降压药，用于治疗多种类型的水肿，同时也用于高血压的治疗。还可用于治疗中枢性或肾性尿崩症以及肾石症。大剂量或长期服用时会导致低血钾，通常使用 KCl 来补充钾。

药物配伍： 肾上腺皮质激素、促肾上腺皮质激素、雌激素、两性霉素 B（静脉用药），能降低本药的利尿作用，增加发生电解质紊乱的机会，尤其是低钾血症。非甾体类消炎镇痛药尤其是吲哚美辛，能降低本药的利尿作用。

2. 呋塞米　Furosemide

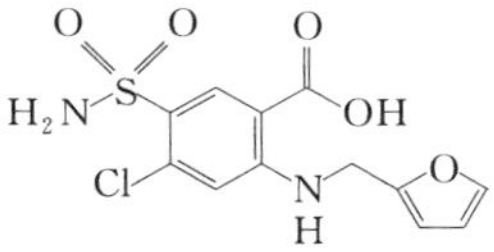

化学名： 2-[(2-呋喃甲基)氨基]-5-(氨磺酰基)-4-氯苯甲酸

英文化学名： 2-[(2-furanylmethyl)amino]-5-(aminosulfonyl)-4-chloro-benzoic acid

结构特征： 呋塞米结构中含有一个游离的羧基，亲水性强，利尿作用起效快，是一种强效利尿药。从化学结构方面看，呋塞米属磺酰胺类利尿药。磺酰胺类利尿药是在磺胺类药物的研究过程中发现的。

理化性质： 本品为白色结晶粉末，不溶于水，可溶于丙酮。mp 206~210℃。

合成路线：

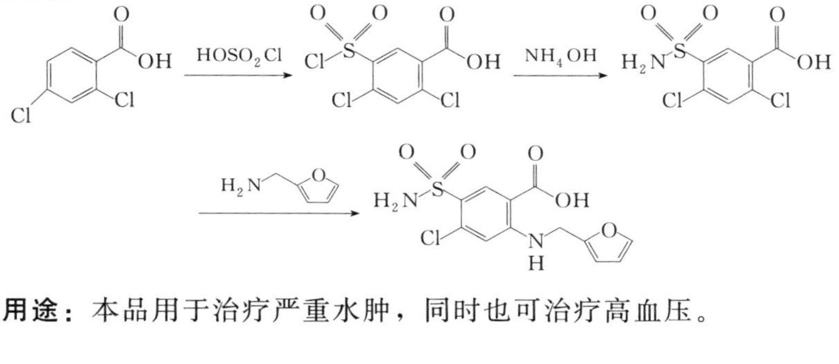

临床用途： 本品用于治疗严重水肿，同时也可治疗高血压。

药物配伍：肾上腺糖皮质激素、肾上腺盐皮质激素、促肾上腺皮质激素及雌激素能降低本药的利尿作用，并增加电解质紊乱尤其是低钾血症的发生机会。非甾体类消炎镇痛药能降低本药的利尿作用，肾损伤机会也增加。

七、 NO 供体药物

1. 硝酸甘油　Nitroglycerin

化学名：1,2,3-丙三醇三硝酸酯

英文化学名：1,2,3-propanetriol trinitrate

理化性质：本品是带甜味的油状液体，具有一定的挥发性，在中性和弱酸性条件下相对稳定；在加热或强烈碰撞条件下，会发生爆炸；碱性条件下迅速水解为醇、烯或醛。

体内代谢：本品在体内逐渐代谢为 1,2-甘油二硝酸酯、1,3-甘油二硝酸酯、甘油及甘油单硝酸酯等，这些代谢物均可经尿和胆汁排出体外。

临床用途：经典的血管扩张药，主要用于治疗心绞痛，需舌下给药，吸收起效快。但本品可能会引起副作用，如偏头痛等，耐受性硝酸酯类连续使用易产生耐受性，在体内被巯基还原成亚硝酸酯类产生作用。

药物配伍：中度或过量饮酒时，使用本药可致低血压。与降压药或血管扩张药合用可增强硝酸盐的致体位性低血压作用。阿司匹林可减少舌下含服硝酸甘油的清除，并增强其血流动力学效应。使用长效硝酸盐可降低舌下用药的治疗作用。

2. 硝酸异山梨酯　Isosorbide Dinitrate

化学名：1,4∶3,6-二脱水-D-山梨醇-2,5-二硝酸酯

英文化学名：1,4∶3,6-dianhydro-D-glucitol-2,5-dinitrate

结构特征：本品结晶有稳定型和不稳定型两种，药用稳定型。应于室温干燥环境中保存。在酸性或者碱性条件下易发生水解反应。

理化性质：本品为白色结晶粉末，微溶于水，易溶于三氯甲烷、丙酮、乙醇等有机溶剂。mp 68～72℃。

体内代谢：本品口服利用度极低，需舌下给药，进入体循环后代谢为 2-单硝酸异山梨酯和 5-单硝酸异山梨酯。两种代谢物均有活性，且无肝脏首过效应。

合成路线：

临床用途：用于冠心病的治疗和预防心绞痛发作。

药物配伍：与其他血管扩张剂、钙拮抗剂、β 受体阻滞剂、降压药、三环抗抑郁药及酒精合用，可增强本类药物的降血压效应。可增强二氢麦角碱的升压作用。同时使用类固醇类抗炎药可降低本药的疗效。

八、强心药

地高辛　Digoxin

化学名：（3β,5β,12β）-3-[[O-2,6-二脱氧-β-D-核-己吡喃糖基-(1→4)-O-2,6-二脱氧-β-D-核-己吡喃糖基-(1→4)-2,6-二脱氧-β-D-核-己吡喃糖基]氧代]-12β,14β-二羟基-5β-心甾-20(22)烯内酯

英文化学名：（3β,5β,12β）-3-[O-2,6-dideoxy-β-D-ribo-hexopyranosyl-(1→4)-O-2,6-dideoxy-β-D-ribo-hexopyranosyl-(1→4)-2,6-dideoxy-β-D-ribo-hexopyranosyl)oxy]-12,14-dihydroxycard-20(22)-enolide

结构特征：地高辛属于强心甾烯类，与甾体激素构型不同，甾体中 A/B 环和 C/D 环均为顺式稠合环。

理化性质：本品为白色结晶粉末，不溶于水，微溶于三氯甲烷。mp 235～245℃。

体内代谢：本品口服后在小肠上端吸收，从肾脏排泄，经肝代谢氢化为二氢地高辛后，再被水解成不同产物排出体外。

临床用途：本品为经典强心药，需要注意的是该品有效剂量与中毒剂量接近，应加强临床血药浓度检测。另外，本品还可引发心律失常，目前临床较少使用。

药物配伍：与两性霉素 B、皮质激素或失钾利尿剂如布美他尼（Bumetanide）、依他尼酸（Ethacrynic Acid）等同用时，可引起低血钾而致洋地黄中毒。

九、调血脂药

1. 洛伐他汀　Lovastatin

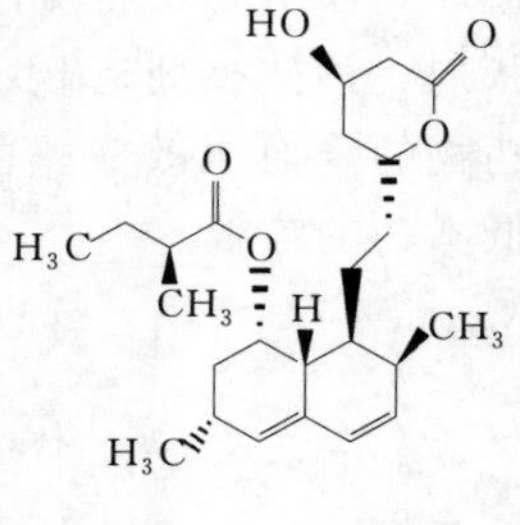

化学名：（2S)-2-甲基丁酸（1S,3R,7S,8S,8aR)-1,2,3,7,8,8a-六氢-3,7-二甲基-8-[2-[(2R,4R)-四氢-4-羟基-6-氧-2H-吡喃-2-基]乙基]-1-萘酯

英文化学名：(2S)-2-methylbutanoic acid (1S,3R,7S,8S,8aR)- 1,2,3,7,8,8a- hexahydro-3,7-dimethyl-8-[2-[(2R,4R)-tetrahydro-4-hydroxy-6-oxo-2H-py-ran-2-yl] ethyl]-1-naphthalenyl ester

结构特征：Lovastatin 是前药，在体内水解为羟基酸衍生物，成为 HMG-CoA 还原酶的有效抑制剂。

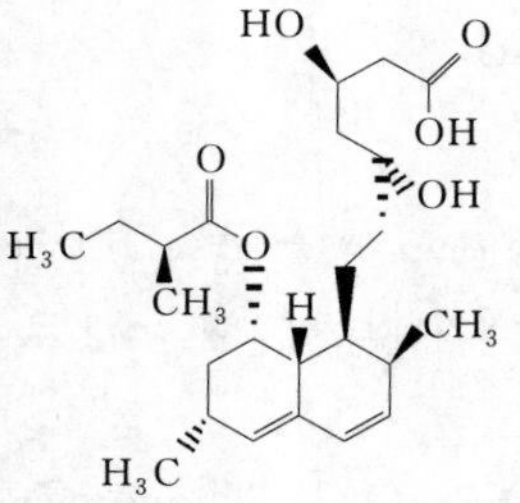

理化性质：本品为白色粉末，不溶于水。内酯环易水解，产物为 β-羟基酸，可发挥药理活性，水解反应伴随的副反应则较少。mp 175℃。

体内代谢：本品代谢物均带有内酯环或羟基酸结构，随胆汁排出体外。

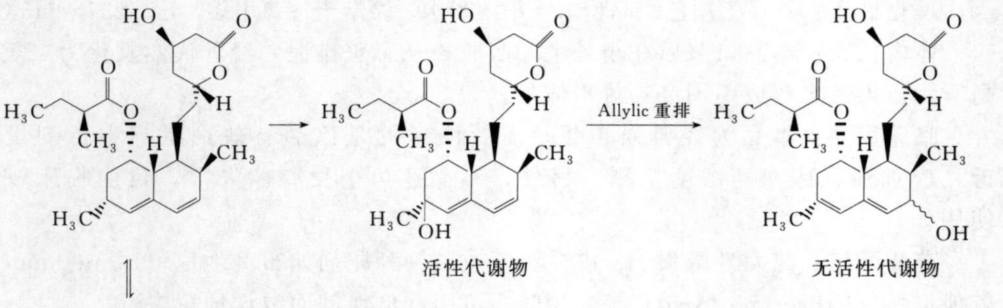

活性代谢物　　无活性代谢物

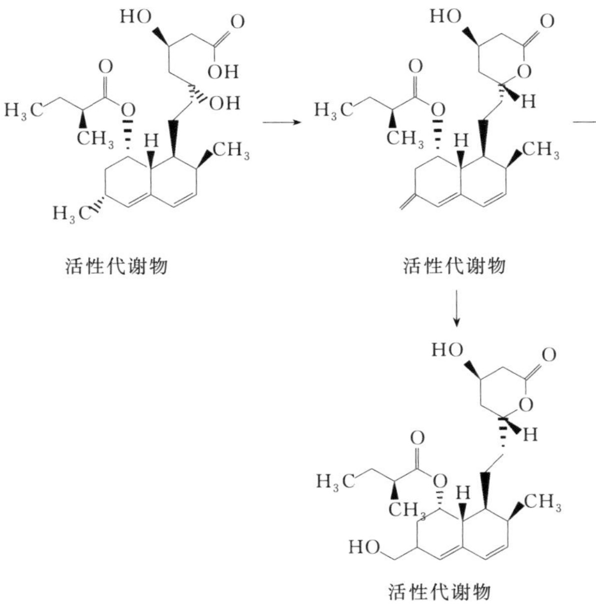

活性代谢物 → 活性代谢物 → 活性代谢物

活性代谢物

临床用途：本品能降低血液中总胆固醇含量，主要用于冠心病和高胆固醇血症的治疗。

药物配伍：本品与口服抗凝药合用可使凝血酶原时间延长，使出血的危险性增加。本品与免疫抑制剂如环孢素、阿奇霉素、克拉霉素、红霉素、达那唑、伊曲康唑、吉非罗齐、烟酸等合用可增加肌溶解和急性肾功能衰竭发生的危险。

洛伐他汀属于 HMG-CoA 还原酶抑制剂，该类药物的结构特点：

（1）内酯环或其开环结构（活性必需）。

（2）氢化萘环、苯环等芳环（α位通常连有酯基）。

（3）中间链（乙基或乙烯基）。

结构改造：Lovastatin 的甲基化衍生物辛伐他汀（Simvastatin），降脂作用比 Lovastatin 强一倍。

2. 辛伐他汀　Simvastatin

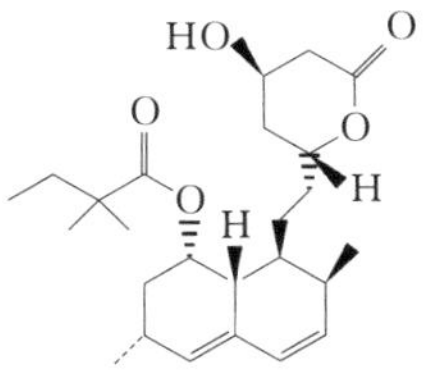

化学名：2,2-甲基丁酸（1*S*,3*R*,7*S*,8*S*,8a*R*）-1,2,3,7,8,8a-六氢-3,7-二甲基-8-[2-[（2*R*,4*R*）-四氢-4-羟基-6-氧-2*H*-吡喃-2-基]乙基]-1-萘酯

英文化学名：2,2-dimethylbutanoic acid（1*S*,3*R*,7*S*,8*S*,8a*R*）-1,2,3,7,8,8a-hexahydro-3,7-dimethyl-8-[2-[（2*R*,4*R*）-tetrahydro-4-hydroxy-6-oxo-2*H*-pyran-2-yl]ethyl]-1-naphthalenyl ester

3. 阿托伐他汀钙　Atorvastatin Calcium

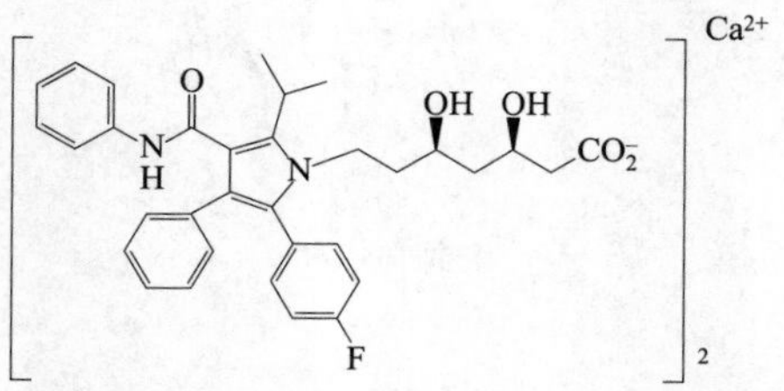

化学名：（βR，δR）-2-(4-氟苯基)-β,δ-二羟基-5-(1-甲基乙基)-3-苯基-4-(苯氨基甲酰基)-1H-吡咯-1-庚酸钙

英文化学名：（βR，δR）-2-(4-fluorophenyl)-β,δ-dihydroxy-5-(1-methylethyl)-3-phenyl-4-[(phenylamino)carbonyl]-1H-pyrrole-1-heptanoic acid calcium

合成路线：

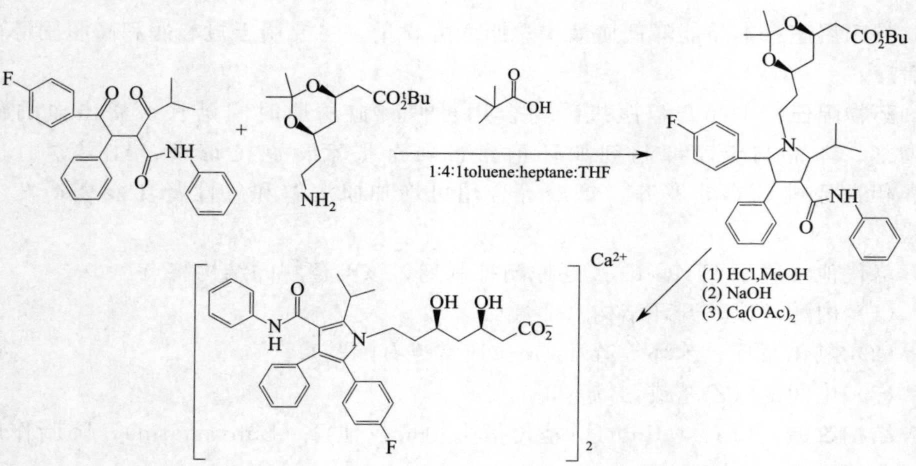

临床用途： 阿托伐他汀钙被认为是至今最好的调血脂药物之一，在降低低密度脂蛋白（LDL）胆固醇治疗方面优于其他他汀类药物，疗效比普伐他汀高 47％，且不良反应较少。

4. 吉非罗齐　Gemfibrozil

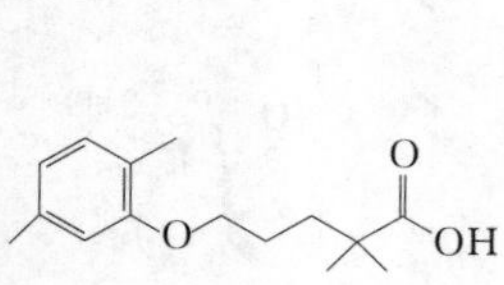

化学名： 2,2-二甲基-5-(2,5-二甲基苯氧基)戊酸

英文化学名： 2,2-dimethyl-5-(2,5-dimethylphenoxy)-pentanoic acid

结构特征：

苯环2,5位以甲基、甲氧基、双氯取代
有强降甘油三酯作用；
双甲基取代降脂作用最强

短链脂肪酸或其酯,活性必需

三个以上碳原子为最佳

碳原子上双甲基取代
降脂作用最强

理化性质：本品为白色蜡状结晶性固体，几乎不溶于水，在室温下稳定。mp 61～63℃。

体内代谢：本品经代谢随尿液排出体外，主要代谢途径有苯环或者苯环上甲基的羟基化、氧化等。

合成路线：

临床用途：本品用于治疗高脂血症。

药物配伍：本品可明显增强口服抗凝药的作用，与其同用时应注意降低口服抗凝药的剂量，经常监测凝血酶原时间以调整抗凝药剂量。

5. 利血平 Reserpine

化学名：（$3\beta,16\beta,17\alpha,18\beta,20\alpha$)-11,17-二甲氧基-18-[（3,4,5-三甲氧基苯甲酰）氧]育亨烷-16-甲酸甲酯

英文化学名：（$3\beta,16\beta,17\alpha,18\beta,20\alpha$)-11,17-dimethoxy-18-[（3,4,5-trimethoxy- benzoyl)oxy] yohimban-16-carboxylic acid methyl ester

结构特征：六个不对称碳原子，整个分子呈左旋性。15、16、20位的 H 都是顺式，为 α 型。17位的 OCH$_3$ 为 α 型，16、18位的酯基是顺式，为 β 型。16、18位的酯基和17位甲氧基是抗血压活性发挥作用的必需官能团。$3\beta-H$ 差向异构后药品失效。

理化性质：本品为棱形结晶，略溶于水，易溶于三氯甲烷，溶于乙醚。mp 264～265℃。

合成路线：1958年有机合成大师 Woodward 合成了利血平，本品的全合成被认为是天然产物合成的范例。

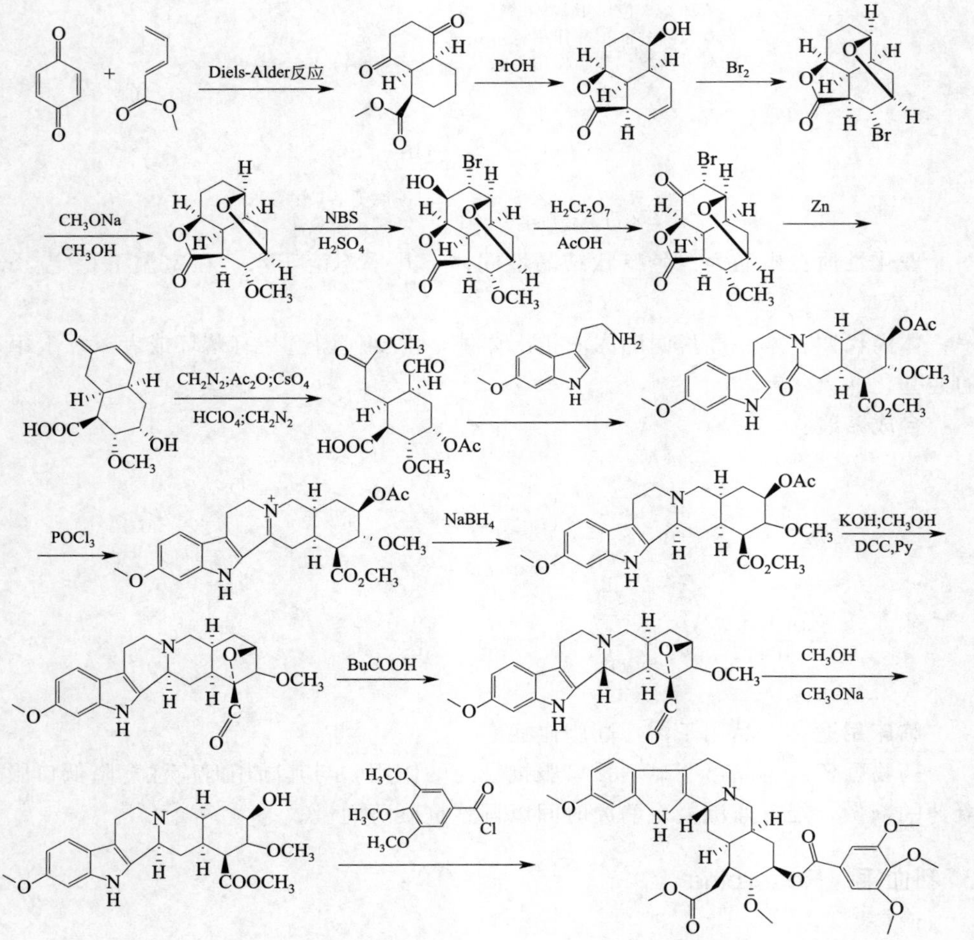

体内代谢：本品体内代谢途径较为复杂，尿中含有 11-去甲氧利血平、11-去甲氧利血平酸等分解产物。

临床用途：作用于神经末梢的降压药。

药物配伍：与乙醇或中枢神经抑制剂合用可增强中枢抑制作用。与其他降压药或利尿药合用可增强降压作用，需进行剂量调整；与 β 受体阻滞剂合用可使后者作用增强。与洋地黄或奎尼丁合用，大剂量时可引起心律失常。

12. 循环系统药物
辅助测试题

第四章　消化系统药物

一、抗溃疡药

抗溃疡药（antiulcer drugs）按照作用机制，可分为：

分类	代表药物
H$_2$ 受体拮抗剂	西咪替丁、盐酸雷尼替丁、法莫替丁
质子泵抑制剂	奥美拉唑、雷贝拉唑钠
M 受体拮抗剂	哌仑西平
胃泌素受体拮抗剂	丙谷胺
胃黏膜保护剂	枸橼酸铋钾

1. 西咪替丁　Cimetidine

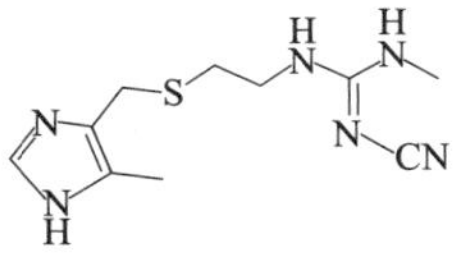

化学名：N-氰基-N'-甲基-N''-[2-[[（5-甲基-1H-咪唑-4-基）甲基]硫代]乙基]-N-氰基胍

英文化学名：N-cyano-N'-methyl-N''-[2-[[（5-methyl-1H-imidazol-4-yl）methyl] thio]ethyl]guanidine

结构特征：含有咪唑环，环的 4 位具有含硫四原子链，链端具有氰基胍基。

理化性质：本品为白色晶体粉末，几乎无臭，味苦。在甲醇中易溶，在乙醇中溶解，在水中微溶，在稀盐酸中易溶。mp 139～144℃。西咪替丁对热、湿稳定。在过量稀盐酸中，氰基缓慢水解，生成氨甲酰胍，加热则进一步水解成胍。

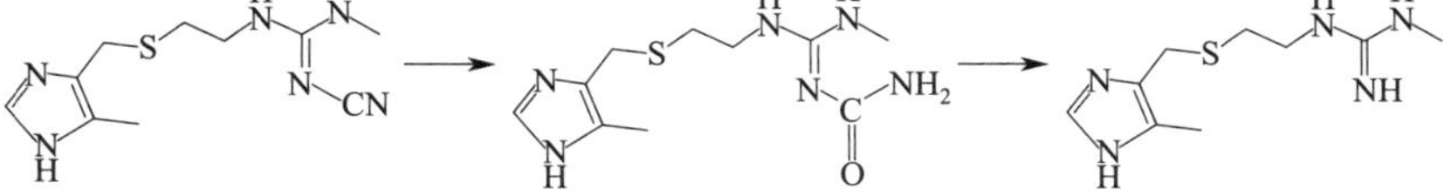

本品与铜离子生成蓝灰色沉淀，再加过量的氨试液，沉淀即溶解。结构中有硫原子，经烧灼后放出硫化氢，能使乙酸铅试纸显黑色。这两个反应用于西咪替丁的鉴别。

作用机制：第一个临床使用的 H_2 受体拮抗剂。通过抑制组胺与 H_2 受体结合，减少第二信使环磷酸腺苷（cyclic adenosine monophosphate，cAMP），进而不能激活位于胃壁细胞小管膜上的 H^+/K^+-ATP 酶（H^+/K^+-ATPase，又名胃质子泵，proton pump），阻止 H^+ 从胞质泵向胃腔，从而阻止盐酸（即胃酸的主要成分）的形成。

体内代谢：本品口服吸收迅速，生物利用度约为 70%，$t_{1/2}$ 为 1.5～2.3h。结构中氰胍基稳定，其主要代谢部位为侧链硫原子氧化为亚砜和少量的环上甲基的氧化，大部分以原型从尿排出。

构效关系：H_2 受体拮抗剂具有两个药效部分。一部分是碱性芳环或碱性基团取代的芳环，可形成阳离子，与受体上的谷氨酸残基阴离子部位结合，如果该芳环是异噻唑、苯环、噻吩，活性下降。另一部分是平面的极性基团，通过氢键与受体结合。这两部分通过柔性四原子链相连，硫原子增加链的柔性，若四原子链上有支链或增加链长度，活性降低或消失。含氧四原子链连接可保持活性。

若将两部分直接相连，或中间柔性链换为刚性芳环，则因肝脏毒性过大而遭临床淘汰。

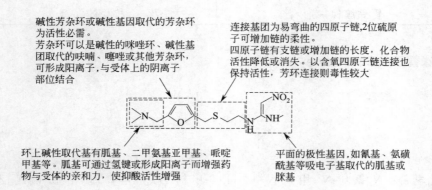

碱性芳杂环或碱性基因取代的芳杂环为活性必需。
芳杂环可以是碱性的咪唑环、碱性基团取代的呋喃、噻唑或其他芳杂环，可形成阳离子，与受体上的阴离子部位结合

连接基团为易弯曲的四原子链，2位硫原子可增加链的柔性。
四原子链有支链或增加链的长度，化合物活性降低或消失。以含氧四原子链连接也保持活性，芳环连接则毒性较大

环上碱性取代基有胍基、二甲氨基亚甲基、哌啶甲基等。胍基可通过氢键或形成阳离子而增强药物与受体的亲和力，使抑酸活性增强

平面的极性基因，如氰基、氨磺酰基等吸电子基取代的胍基或脒基

合成路线：本品的合成主要是两种策略。第一种是以 5-甲基-4-咪唑甲醇为原料；第二种是以 N-氰基-N'-甲基-N''（2-巯基）胍为原料（路线见下图）。

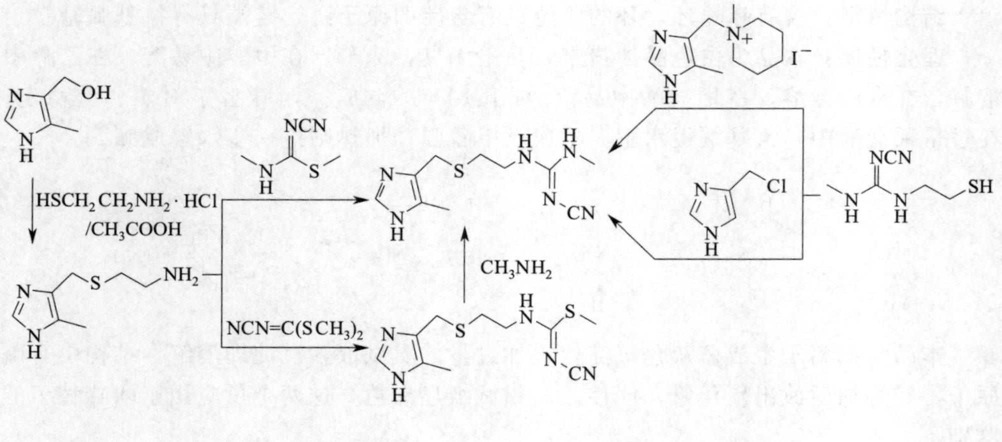

本品有 A、B、C、Z、H 等多种晶型，其中 A 晶型生物利用度最高。A 晶型是从有机溶剂中结晶，若用水结晶可降低成本，但产品为混晶型，影响质量和疗效。

结构改造： 本品分子具有较大极性，透膜吸收较差，故提高脂溶性，改善其药代动力学性质，尤其重要。在本品结构中用脂水分配系数大的取代异胞嘧啶基团代替氰胍基，得到奥美替丁（Oxmetidine），脂溶性提高，其抑制胃酸分泌作用是西咪替丁的 15 倍，且药效维持时间更长，但对 H_1 受体也有拮抗作用。

临床用途： 本品用于治疗胃及十二指肠溃疡，上消化道出血，对应激性溃疡也有效。但停药后复发率高，需维持治疗。长期使用后，对中枢神经系统、消化系统会产生头痛、眩晕、精神紊乱、腹泻、便秘等副作用，其抗雄性激素作用也会导致男性乳腺增生，女性溢乳。抑制 CYP450 酶的活性，延缓某些药物如地西泮、吲哚美辛、普萘洛尔等的代谢。

药物配伍： 本品若与氢氧化铝、氧化镁等抗酸剂合用时，本品的吸收可能减少，故一般不提倡同用。

2. 盐酸雷尼替丁　Ranitidine Hydrochloride

化学名： N'-甲基-N-[2-[[[5-[（二甲氨基）甲基]-2-呋喃基]甲基]硫基]乙基]-2-硝基-1,1-乙烯二胺盐酸盐

英文化学名： N'-methyl-N-[2-[[[5-((dimethylamino)methyl)furan-2-yl]methyl-thio]ethyl]-2-nitroethene-1,1-diamine hydrochloride

结构特征： 含有呋喃环，环的 2 位有二甲氨基甲基，5 位具有含硫四原子链，链端具有双键，反式异构体有效。

理化性质： 本品为类白色至淡黄色结晶性粉末；有异臭；极易潮解，吸潮后颜色变深。本品在水或甲醇中易溶，在乙醇中略溶，在丙酮中几乎不溶。也具有含硫化合物的鉴别反应，即灼热后产生硫化氢气体，能使湿润的醋酸铅试纸显黑色。

作用机制： H_2 受体拮抗剂的代表药物，属于第二代 H_2 受体拮抗剂，对人体胃酸分泌的抑制作用是西咪替丁的 5～8 倍，半衰期长，副作用小，也无抗雄性激素作用和对 CYP450 酶的抑制作用。

体内代谢： 本品口服吸收迅速，生物利用度为 50%～60%，$t_{1/2}$ 为 2.8～3.1h。经肝脏代谢为氮氧化物、去甲基物和硫氧化物等，50% 以上以原型从尿排出。

合成路线： 以 2-呋喃甲醇为起始原料，经 Mannich 反应和氯代反应得到中间体 2-氯甲基-5-二甲氨基甲基呋喃，与半胱胺缩合后，再与 N-甲-1-甲硫基-2-硝基乙烯胺反应，得到产品；或者 2-氯甲基-5-二甲氨基甲基呋喃与 N-甲基-N'-（2-巯乙基）-2-硝基乙烯胲直接缩合得到产品。

结构改造： 雷尼替丁生物利用度不高，以亲脂性较大的噻唑环代替呋喃环，得到尼扎替丁，活性与雷尼替丁相似，生物利用度达到 95%。

临床用途： 治疗胃及十二指肠溃疡、消化道出血、手术后溃疡、胃炎、返流性食管炎等，复发率低于西咪替丁。

药物配伍： 与华法林、利多卡因、地西泮、普萘洛尔等经肝代谢的药物配伍用时，雷尼替丁的血药浓度不会升高而出现毒副反应。与抗凝血药、抗癫痫药配伍用时，要比西咪替丁更安全。与普鲁卡因胺并用，可使普鲁卡因胺的清除率降低。

3. 法莫替丁 Famotidine

化学名： [1-氨基-3-[[[2-[(二氨基亚甲基)氨基]-4-噻唑基]甲基]硫基]亚丙基]硫酰胺

英文化学名： 3-[[[2-[(aminoiminomethyl)amino]-thiazol-4-yl]methyl]thio]-N-(aminosulfonyl)propanimidamide

结构特征： 含有噻唑环，环的 2 位上具有二氨基亚甲基氨基，4 位具有含硫四原子链，链端具有氨基磺酰胺基和氨基。

理化性质： 本品为白色或类白色的结晶性粉末；遇光颜色变深。本品在甲醇中微溶，在丙酮中极微溶解，在水或三氯甲烷中几乎不溶；在冰醋酸中易溶。

具有 A、B 两种晶型。B 晶型的活性和疗效均优于 A 晶型。A 晶型较稳定，在结晶时若处理不当，B 型可转变为 A 型而出现混晶，使产品熔点不稳定，熔距变长。

作用机制： 目前选择性最高和作用最强的首选 H_2 受体拮抗剂，对 H_1、M、N、5-HT 及 α、β 等受体均无协同或拮抗作用，无抗雄性激素作用，与 CYP450 酶无相互作用。

临床用途： 临床用于治疗胃、十二指肠溃疡，消化道出血、胃炎、反流性食管炎及卓-艾氏综合征。

药物配伍： 丙磺舒会抑制法莫替丁在肾小管的排泄，与本品同用时，应咨询医师。本品不宜与其他抗酸剂合用，如含氢氧化铝、镁的抗酸剂可降低法莫替丁的生物利用度，降低其吸收和血药浓度。

4. 奥美拉唑　Omeprazole

13. 奥美拉唑
学习视频

化学名：5-甲氧基-2-［［（4-甲氧基-3,5-二甲基-2-吡啶基）甲基］亚硫酰基］-1H-苯并咪唑

英文化学名：5-methoxy-2-((((4-methoxy-3,5-dimethylpyridin-2-yl) methyl) sulfinyl)-1H-benzo[d]imidazole

结构特征：化学结构包含三部分，苯并咪唑环和吡啶环通过甲基亚砜基连接在一起，因亚砜的硫原子有手性而具有光学活性。其 S 异构体已用于临床，名为埃索美拉唑（Esomeprazole）。

理化性质：本品为白色或类白色结晶性粉末；无臭；遇光易变色。本品在二氯甲烷中易溶，在甲醇或乙醇中略溶，在丙酮中微溶，在水中不溶；在 0.1mol/L 氢氧化钠溶液中溶解。

作用机制：是全球第一个应用于临床的质子泵抑制剂，直接作用于分泌胃酸的最后一步——H^+/K^+-ATP 酶，与兴奋胃酸分泌的类型、途径无关，可以治疗各种原因引起的消化性溃疡。

体内代谢：口服后在十二指肠吸收，可选择性地聚集在胃壁细胞的酸性环境中，在氢离子作用下，转化为五元螺环中间体，进一步形成的活性形式次磺酸或次磺酰胺，与 H^+/K^+-ATP 酶上第 4~6 跨膜区的 Cys813 和 7~8 跨膜区的 Cys892 的巯基形成以二硫键连接的"酶-药物复合物"，从而抑制胃壁细胞 H^+/K^+-ATP 酶的功能。该复合物在 pH<6 时为稳定的状态，可被谷胱甘肽和半胱氨酸等具有巯基的内源性活性物质还原而成为巯基化合物和硫醚化合物，硫醚化合物在肝脏经氧化再转化为奥美拉唑。奥美拉唑的体内作用过程被称为奥美拉唑循环（omeprazole cycle），其中奥美拉唑经过结构转化再与 H^+/K^+-ATP 酶结合，起到前药的作用，故又称为"前药循环"（prodrug cycle）。体外实验表明，奥美拉唑抑制幽门螺旋杆菌，也是这两种活性形式与该菌尿素酶上的半胱氨酸残基结合，抑制尿素酶活性从而起到抑制和根除幽门螺旋杆菌的作用。

口服后大部分由 CYP2C19 代谢成苯并咪唑 6 位羟基化物和两个甲氧基的脱甲基产物；少部分由 CYP3A4 代谢为砜。

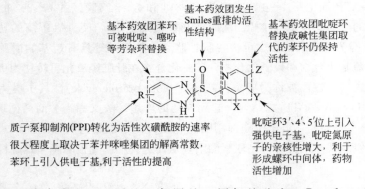

构效关系：分子中要同时具有吡啶环、甲基亚砜基、苯并咪唑环三个基团，这些基团是与质子泵结合必需的基团。苯并咪唑环的 5 位引入供电子基活性增强，引入强吸电子则使 2 位缺电子，导致吡啶环上所含氮原子更易对其做亲核进攻，即非酸催化的反应活性增加，从而使大量药物在未进入胃壁细胞前即转化为活性形式，整体活性反而下降。吡啶环部分亲核性增加利于形成螺环中间体，增加酶抑制作用；在环上 3′、4′、5′位引入供电子基使活性增强，吸电子基作用相反；在 6′位引入取代基则因位阻效应不利于螺环中间体的形成。甲基亚砜基如换成—CH₂CH₂—、—SCH₂—、—SO₂CH₂、—S—CH₂CH₂—等碳链或含氧碳链，失去活性；延长连接链为—SO—CH₂CH₂—，则生成无活性的对酸稳定的化合物，无法继续生成活性代谢物，从而失去活性。

基本药效团苯环可被吡啶、噻吩等芳杂环替换

基本药效团发生 Smiles 重排的活性结构

基本药效团吡啶环替换成碱性集团取代的苯环仍保持活性

质子泵抑制剂(PPI)转化为活性次磺酰胺的速率很大程度上取决于苯并咪唑集团的解离常数，苯环上引入供电子基，利于活性的提高

吡啶环3′、4′、5′位上引入强供电子基，吡啶氮原子的亲核性增大，利于形成螺环中间体，药物活性增加

合成路线：先合成 3,5-二甲基-2-氯甲基-4-甲氧基吡啶（Ⅰ）和 2-巯基-5-甲氧基苯并咪唑（Ⅱ），两者发生亲核取代反应得到关键中间体硫醚，再用间氯过氧苯甲酸（MCPBA）将 Ⅰ 氧化即得产物。

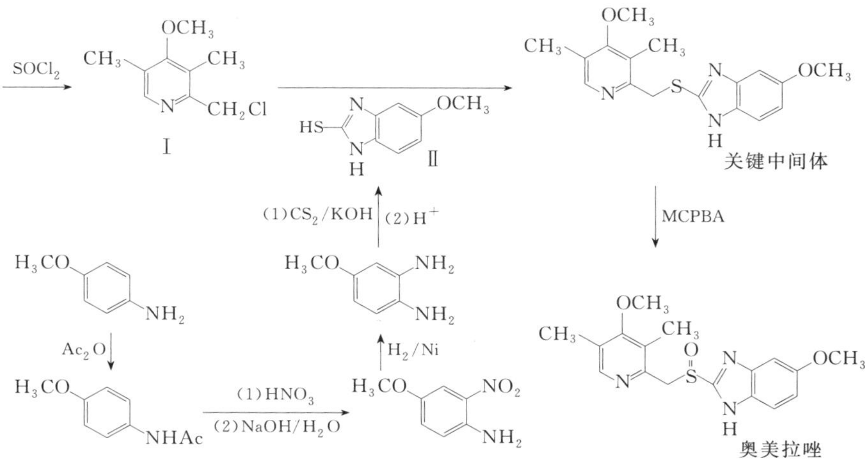

SOCl$_2$
OCH_3
CH_3
CH_3
CH_2Cl
N
Ⅰ
HS
N
H
OCH_3
Ⅱ
关键中间体
MCPBA
(1)CS_2/KOH
(2)H^+
H_3CO
NH_2
Ac_2O
NHAc
(1)HNO_3
(2)NaOH/H_2O
NO_2
H_2/Ni
奥美拉唑

换代产品及其优势：埃索美拉唑是本品的 $S(-)$ 异构体。埃索美拉唑镁于 2000 年由阿斯利康公司上市，2001 年获得 FDA 批准在美国上市，成为奥美拉唑的换代产品。本品是第一个上市的单一异构体不可逆质子泵抑制剂。$R(+)$ 异构体大约有 98% 由 CYP2C19 代谢为非活性物质，代谢速率快；$S(-)$ 异构体（埃索美拉唑）由 CYP3A4 代谢的比例增加，对 CYP2C19 依赖性小，且代谢速率慢，药物相互作用小，其生物利用度和血浆浓度比奥美拉唑或 $R(+)$ 异构体高，$t_{1/2}$ 在 2h 以上。因此，埃索美拉唑的药效更强，作用时间更长。

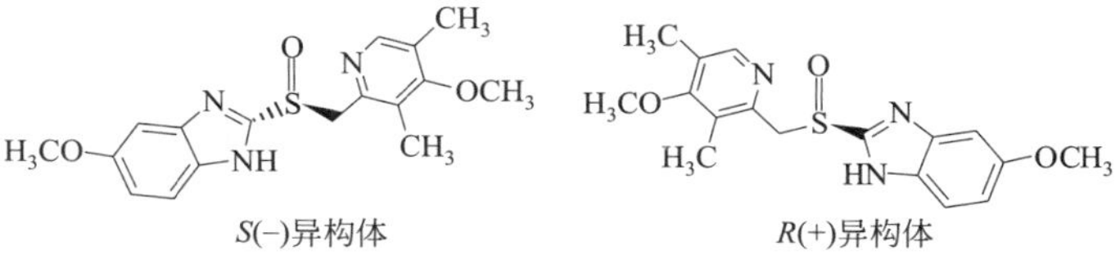

S(−)异构体
R(+)异构体

结构改造：苯并咪唑的苯环可以替换成吡啶环；单吡啶环上可引入供电子基，得到一系列结构类似物。

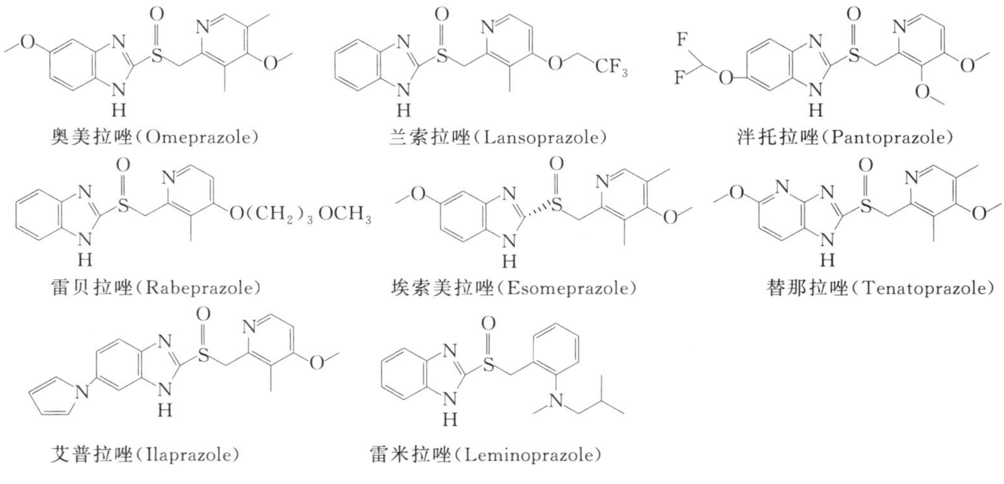

奥美拉唑(Omeprazole)
兰索拉唑(Lansoprazole)
泮托拉唑(Pantoprazole)
雷贝拉唑(Rabeprazole)
埃索美拉唑(Esomeprazole)
替那拉唑(Tenatoprazole)
艾普拉唑(Ilaprazole)
雷米拉唑(Leminoprazole)

临床用途：胃及十二指肠溃疡、反流性食管病和幽门螺旋杆菌感染等疾病。在治疗幽门螺旋杆菌感染时，常与阿莫西林、克拉霉素、甲硝唑等 2～3 种抗生素等合用，采用三联疗法，能有效杀灭幽门螺旋杆菌，加速溃疡愈合，减轻炎症，降低溃疡的复发率。

药物配伍：在使用奥美拉唑进行治疗时，胃内酸度的降低可能会促进或抑制其他药物的吸收。

5. 雷贝拉唑钠　Rabeprazole Sodium

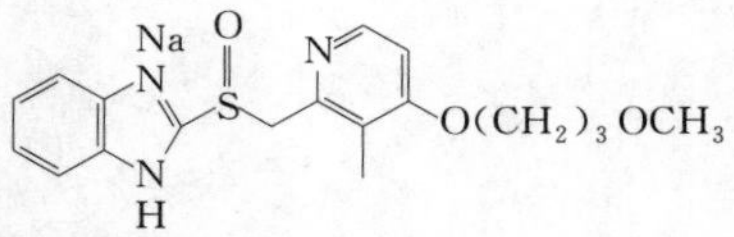

化学名：2-[[4(3-甲氧基丙氧基)-3-甲基-2-吡啶基]甲基]亚硫酰基-1H-苯并咪唑钠

英文化学名：2[[[4-(3-methoxypropoxy)-3-methylpyridin-2-yl]methyl]sulfiny]-1H-benzimidazole sodium salt

结构特征：苯并咪唑环和吡啶环通过甲基亚砜基连接在一起。

理化性质：纯白色或略带淡黄色的粉末。易溶于水、甲醇，溶于乙醇、三氯甲烷、乙酸乙酯，不溶于环己烷和乙醚。

本品在酸性条件下迅速分解，在碱性条件下较稳定。

作用机制：质子泵抑制剂，同时通过尿素酶对幽门螺旋杆菌具有极强的抑制作用。

体内代谢：与奥美拉唑一样也是前药，在体内转化为活性形式才具有质子泵抑制活性。主要经非酶途径代谢，还原为硫醚，进一步转化为硫醚羧酸和硫醚氨酸结合物经尿排出；少量经 CYP3A4 氧化为砜、经 CYP2C19 代谢为去甲基雷贝拉唑。本品与其他药物之间的相互作用很小，对 CYP450 酶活性的影响明显低于西咪替丁和奥美拉唑。对 CYP2C19 酶基因型依赖性低，对各种基因型患者都能提供稳定、相同的抑酸效果。

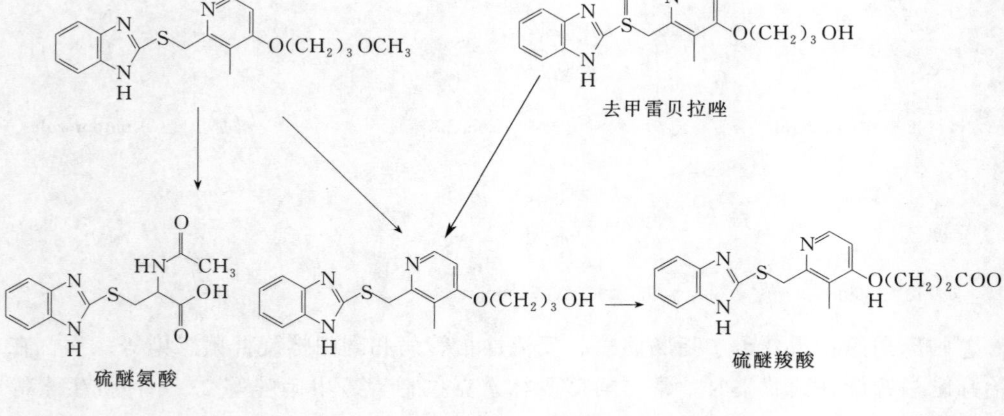

临床用途：适用于胃溃疡、十二指肠溃疡、糜烂性胃炎、食管反流疾病以及糜烂性胃-食管反流疾病的维持治疗。

药物配伍：健康受试者研究表明，本品与其他通过CYP450系统代谢的药物，如华法林、苯妥英、茶碱或地西泮无临床上明显的相互作用关系。

6. 哌仑西平 Pirenzepine

化学名：11-[2-(4-甲基哌嗪-1-基）乙酰基]-5H-吡啶并[2,3-b][1,4]苯并二氮杂䓬-6-酮

英文化学名：11-[2-(4-Methylpiperazin-1-yl) acetyl]-5H-pyrido[2,3-b][1,4]benzodiazepine-6-one

理化性质：白色结晶性粉末，无臭，味苦。易溶于水、甲酸，难溶于甲醇，极易溶于无水乙醇。

作用机制：乙酰胆碱M受体拮抗剂，选择性作用在M_1受体。

体内代谢：在体内很少被代谢，口服后24h内约90%以原型化合物通过肾脏（12%～50%）和胆道（40%～48%）排泄。

临床用途：减少胃酸分泌，治疗胃及十二指肠溃疡、慢性阻塞性支气管炎。

药物配伍：乙醇和咖啡等可减弱本品的作用；H_2受体拮抗剂可增强本品的作用。

7. 丙谷胺 Proglumide

化学名：（±）-4-苯甲酰胺基-N,N-二丙基戊酰胺酸

英文化学名：4-(dipropylcarbamoyl) -4-(benzamido) butanoic acid

理化性质：白色结晶性粉末，无臭。在乙醇或三氯甲烷中易溶，在水中极微溶解，在氢氧化钠试液中溶解。

作用机制：胃泌素受体拮抗剂。

临床用途：常用于胃和十二指肠溃疡、慢性浅表性胃炎的治疗。

药物配伍：本品不影响其他药物代谢，若与其他抗溃疡药物如H_2受体拮抗剂同时应用，可加强抑制胃酸分泌作用而加速溃疡的愈合。

8. 枸橼酸铋钾　Bismuth Potassium Citrate

是一种组成不定的含铋复合物，按干燥品计算，含铋（Bi）应为 35.0%～38.5%。

理化性质： 白色粉末，有吸湿性。在水中极易溶解，在乙醇中极微溶解。

作用机制： 胃黏膜保护剂。

临床用途： 用于治疗胃溃疡和十二指肠溃疡、慢性胃炎。

二、胃动力药和止吐药

胃动力药和止吐药（prokinetic agents and antiemetics）按照作用机制，可分为：

	分类	代表药物
胃动力药	多巴胺 D_2 受体拮抗剂	多潘立酮、盐酸伊托必利
	5-HT_4 受体激动剂	枸橼酸莫沙必利
止吐药	5-HT_3 受体拮抗剂	盐酸昂丹司琼、托烷司琼
	NK_1 受体拮抗剂	阿瑞匹坦

1. 多潘立酮　Domperidone

化学名： 5-氯-1-[1-[3-(2,3-二氢-2-氧代-1H-苯并咪唑-1-基)丙基]-4-哌啶基]-1,3-二氢-2H-苯并咪唑-2-酮（又名吗丁啉）

英文化学名： 5-Chloro-1-[1-[3-(2,3-dihydro-2-oxo-1H-benzimidazol-1-yl)propyl]-4-piperidiny-1]-1,3-dihydro-2H-benzimidazol-2-one

结构特征： 具有苯并咪唑结构，分子极性较大，不易透过血脑屏障，无锥体外系反应。

理化性质： 白色或类白色结晶性粉末，无臭。在甲醇中极微溶解，在水中几乎不溶；在冰醋酸中易溶。

作用机制： 主要作用于外周多巴胺 D_2 受体，通过阻断胃肠道的多巴胺 D_2 受体，提高胃肠肌细胞对乙酰胆碱的敏感性。

体内代谢：口服吸收迅速，生物利用度约 15％，$t_{1/2}$ 约 8h。本品主要在肝脏通过 CYP3A4 酶代谢，代谢物无活性，经胆汁排出。

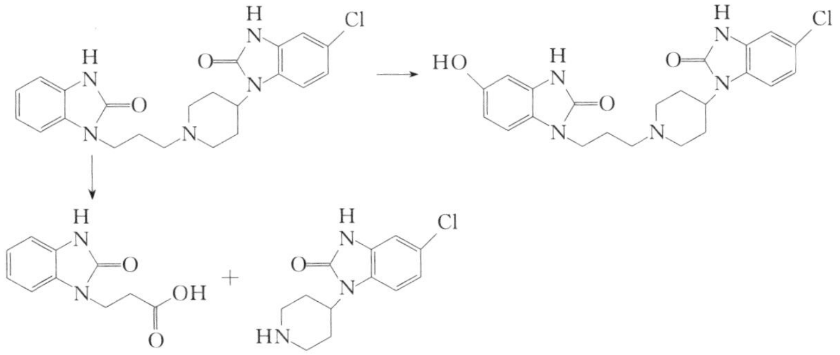

临床用途：用于由胃排空延缓、胃食管反流、慢性胃炎、食道炎引起的消化不良症状，包括恶心、呕吐、嗳气、上腹闷胀、腹痛、腹胀。

药物配伍：多潘立酮主要经 CYP3A4 酶代谢。体外和人体试验的资料显示，与显著抑制 CYP3A4 酶的药物合用会导致多潘立酮的血药浓度增加。

2. 盐酸伊托必利　Itopride Hydrochloride

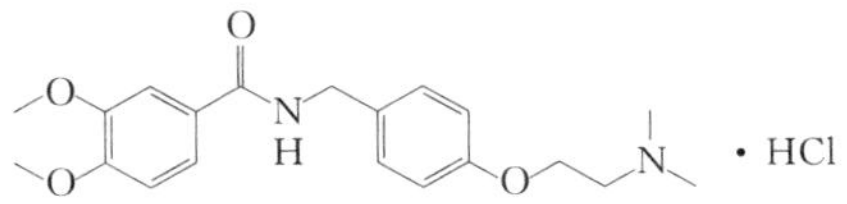

化学名：N-[4-[2-(N,N-二甲基氨基)乙氧基]苄基]-3,4-二甲氧基苯甲酰胺盐酸盐

英文化学名：N-(4-(2-(dimethylamino)ethoxy)benzyl)-3,4-dimethoxybenzamide hydrochloride

结构特征：属于苯甲酰胺类胃动力药。

理化性质：本品为白色至微黄色结晶或结晶性粉末，无臭。本品在水中极易溶解，在甲醇中易溶，在乙醇中略溶，在三氯甲烷中微溶，在乙醚中几乎不溶。

作用机制：以双重作用机制发挥促胃肠动力的作用，既能通过对 D_2 受体的拮抗刺激内源性乙酰胆碱的释放，又能通过对胆碱酯酶的抑制来抑制乙酰胆碱的分解。

体内代谢：本品的代谢不依赖于 CYP450 酶，而主要经黄素单氧化酶（FMO）途径代谢，故不易发生药物代谢方面的相互作用。

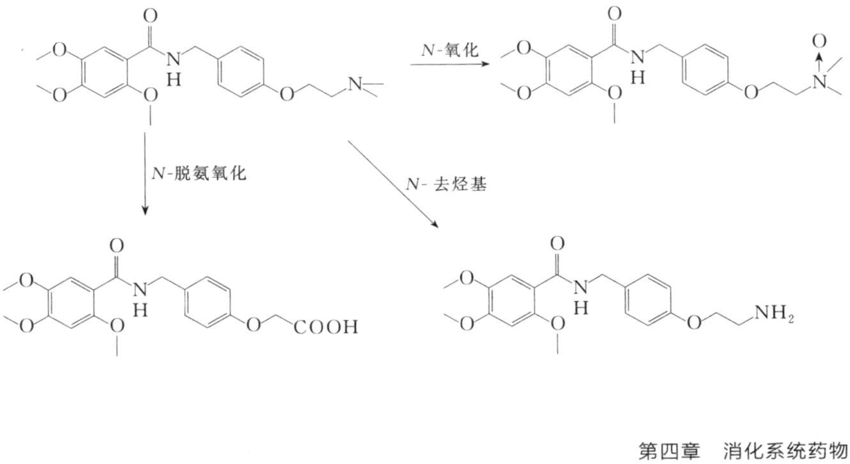

临床用途：适用于功能性消化不良引起的各种症状，如上腹部不适、餐后饱胀、早饱、食欲缺乏、恶心、呕吐等。

药物配伍：因本品能抑制胆碱酯酶，抗胆碱能药物可减弱本品的作用，故应避免合用抗胆碱药物。

3. 枸橼酸莫沙必利　Mosapride Citrate

化学名：4-氨基-5-氯-2-乙氧基-N-{[4-(4-氟苄基)-2-吗啉基]甲基}苯甲酰胺枸橼酸盐二水合物

英文化学名：4-amino-5-chloro-2-ethoxy-N-((4-(4-fluorobenzyl)morpholin-2-yl)methyl)benzamide citrate dihydrate

结构特征：本品属于苯甲酰胺类胃动力药。

理化性质：白色或类白色结晶性粉末；无臭。在甲醇中溶解，在乙醇中微溶，在水或氯仿中几乎不溶。

作用机制：强效选择性 5-HT$_4$ 受体激动剂。通过兴奋肠肌间神经丛的 5-HT$_4$ 受体，刺激乙酰胆碱释放，增强胃及十二指肠运动，对小肠和结肠基本无作用，但不影响胃酸分泌。本品与中枢多巴胺 D$_2$ 受体、肾上腺素 α$_1$ 受体、5-HT$_1$ 受体和 5-HT$_2$ 受体均无亲和力，故不会引起锥体外系副作用及心律失常不良反应。与伊托必利类似，抗胆碱能药物可减弱本品的作用，应避免合用抗胆碱药物。

体内代谢：本品主要在肝脏由 CYP3A4 代谢，代谢产物主要为脱 4-氟苄基莫沙必利。

临床用途：用于治疗功能性消化不良、反流性食管炎、糖尿病性胃轻瘫及便秘等。

药物配伍：与抗胆碱药物（如硫酸阿托品、溴化丁基东莨菪碱等）合用可能减弱本品的作用。

4. 盐酸昂丹司琼　Ondensetron Hydrochloride

化学名：9-甲基-3-[(2-甲基咪唑-1-基)甲基]-2,3-二氢-1H-咔唑-4（9H）-酮盐酸盐二水合物

英文化学名：9-methyl-3-((2-methyl-1H-imidazol-1-yl)methyl)-2,3-dihydro-1H-carbazol-4(9H)-one hydrochloride dehydrate

结构特征：昂丹司琼结构中具有手性碳原子，R 型活性更好，临床使用为外消旋体。

理化性质： 白色或类白色结晶性粉末，无臭。本品在甲醇中易溶，在水中略溶，在丙酮中微溶；在 0.1mol/L 盐酸溶液中略溶。

作用机制： 本品为强效、高选择性的外周神经元和中枢神经系统内 5-HT$_3$ 受体拮抗剂，对 5-HT$_1$、5-HT$_2$、肾上腺素 α_1、肾上腺素 α_2、肾上腺素 β_1、胆碱、γ-氨基丁酸（GABA）、组胺 H$_1$、组胺 H$_2$、神经激肽等受体都无拮抗作用。

体内代谢： 口服后吸收迅速，分布广泛，生物利用度为 60%。本品主要自肝脏代谢，50% 以上以原型自尿排出。尿中代谢产物主要为葡糖醛酸及硫酸酯的结合物，也有少量苯基化和 N-去甲基代谢物。

临床用途： 用于治疗癌症患者的恶心、呕吐症状，辅助癌症患者的药物治疗；还用于预防治疗手术后的恶心和呕吐。无锥体外系反应，毒副作用极小。

药物配伍： 尚未发现与其他药物有相互作用。

5. 托烷司琼　Tropisetron

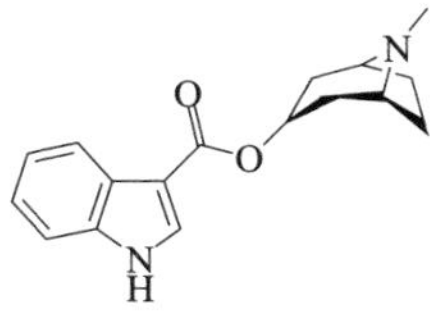

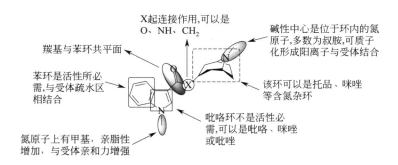

化学名： 1H-吲哚-3-羧酸-8-甲基-8-氮杂双环［3.2.1］-3α-辛基酯

英文化学名： 1H-indole-3-carboxylicacid（3-endo）-8-methyl-8-azabicyclo［3.2.1］oct-3-yl ester

理化性质： 白色结晶，mp 201～202℃，其盐酸盐 mp 283～285℃。

作用机制： 第二代 5-HT$_3$ 受体拮抗剂。具有吲哚环，能特异性地与 5-HT$_3$ 受体结合，具有更强的受体拮抗作用。

体内代谢： 口服吸收迅速、完全，血药达峰值时间为 3h。代谢反应主要是吲哚环上 5、6 和 7 位的羟化，再进一步形成葡糖醛酸和硫酸的结合产物，最后经尿或胆汁排出。

构效关系： 5-HT$_3$ 受体拮抗剂的结构由芳环、羰基和碱性中心三部分组成，构效关系如下图所示：

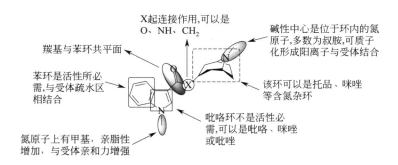

临床用途： 主要用于癌症放、化疗引起的恶心和呕吐，不引起锥体外系副作用，具有用量小、给药次数少、副作用小和耐受性好等特点。

药物配伍：盐酸托烷司琼若与利福平或其他肝酶诱导药物（如苯巴比妥）同时使用，则可导致盐酸托烷司琼的血浆浓度降低，因此代谢正常者需增加剂量（代谢不良者不需增加）。

6. 阿瑞匹坦　Aprepitant

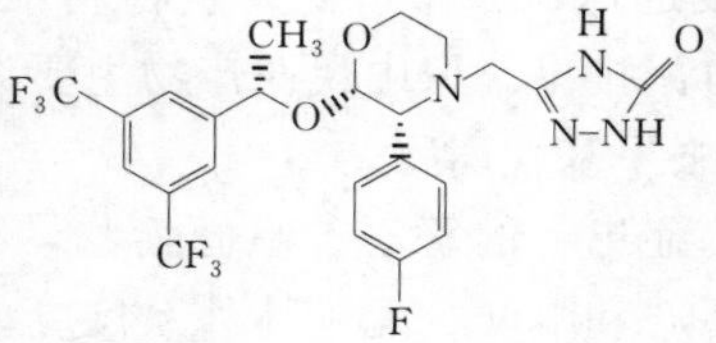

化学名：5-[[（2R，3S）-2-[（1R）-1-[3,5-双(三氟甲基)苯基]乙氧基]-3-(4-氟苯基)吗啉基]甲基]-1,2-二氢-3H-1,2,4-三氮唑-3-酮

英文化学名：5-[[（2R，3S）-2-[（1R）-1-[3,5-bis（trifluoromethyl）phemyl]ethoxy]-3-(4-fluorophenyl)morpholinyl]methyl]-1,2-dihydro-3H-1,2,4-triazol-3-one

理化性质：白色或微白色晶体，不溶于水，微溶于乙腈，可溶于乙醇。

作用机制：第一个用于临床的 NK_1 受体拮抗剂。

体内代谢：进入体内发生 N-脱烷基及氧化反应。

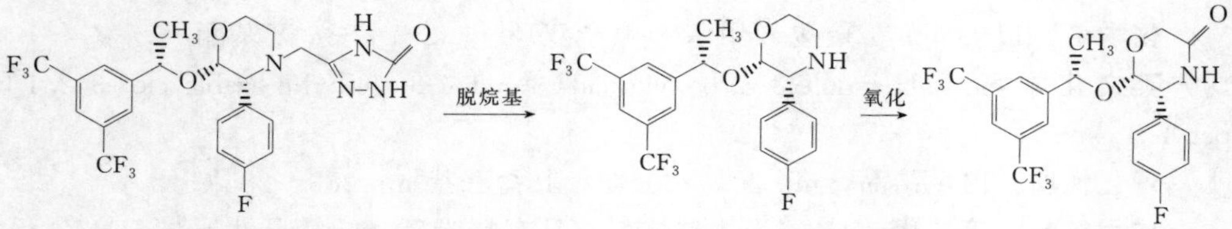

临床用途：预防及治疗癌症化疗引起的急性和延迟性呕吐，特别是延迟性呕吐。

药物配伍：本品不得与匹莫齐特、特非那定、阿司咪唑或西沙必利联合使用。阿瑞匹坦对 CYP3A4 的剂量依赖性抑制作用可导致这些药物的血浆浓度升高，可能导致严重的或危及生命的反应。

14. 消化系统药物
辅助测试题

第五章　解热镇痛药、非甾体抗炎药和抗痛风药

一、解热镇痛药

解热镇痛药（antipyretic analgesics）按照化学结构类型，可分为：

分类	代表药物
水杨酸类	阿司匹林、贝诺酯
苯胺类	对乙酰氨基酚
吡唑酮类	异丙安替比林

1. 阿司匹林　Asprin

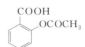

15. 阿司匹林
学习视频

化学名：2-（乙酰氧基）苯甲酸（又名乙酰水杨酸）

英文化学名：2-acetoxybenzoic acid

结构特征：水杨酸类解热镇痛药，羧基与乙酰氧基处于邻位。

理化性质：白色结晶或结晶性粉末；无臭或微带醋酸臭；遇湿气即缓缓水解。本品在乙醇中易溶，在三氯甲烷或乙醚中溶解，在水或无水乙醚中微溶；在氢氧化钠溶液或碳酸钠溶液中溶解。

本品遇湿水解成水杨酸和乙酸，水杨酸结构中的酚羟基易氧化，空气中氧化成醌类物质，颜色逐渐变为淡黄、红棕甚至深棕色。碱、光线、高温、金属离子均可催化氧化反应进行。

作用机制：不可逆的环氧酶抑制剂，其结构中的乙酰基使环氧酶活性中心的丝氨酸乙酰化，成为无活性的乙酰化环氧酶，从而抑制了环氧合酶（COX）的催化作用，进而抑制了前列腺素的生物合成；本品还抑制血小板中血栓素 A_2 的合成，具有强效的抗血小板凝聚作用，可用于心血管系统疾病的治疗；研究还表明，本品及其他非甾体抗炎药对结肠癌有预防作用。

体内代谢：本品为弱酸性药物，酸性条件下不易解离，因此在胃及小肠上部易于吸收。主要代谢产物为与葡萄糖醛酸或甘氨酸的结合物排出体外。

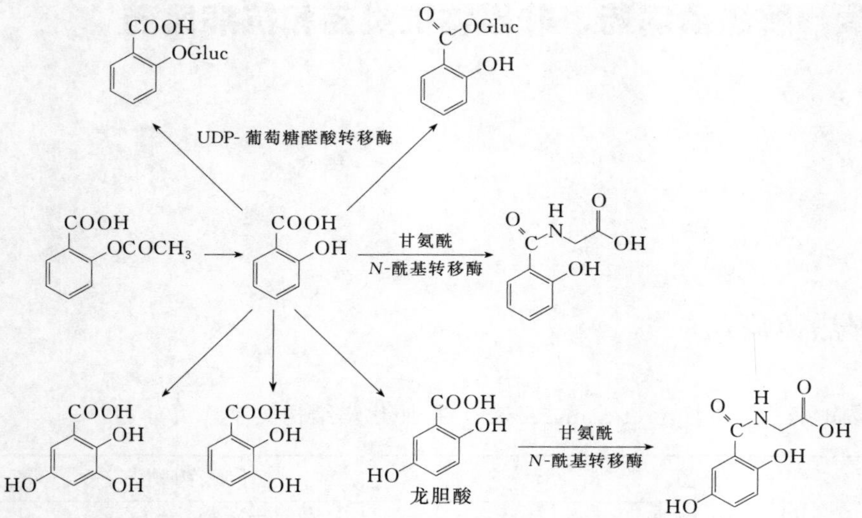

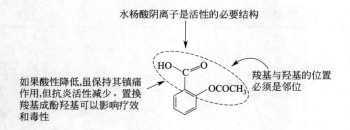

构效关系：水杨酸类解热镇痛药的构效关系如下。

水杨酸阴离子是活性的必要结构

如果酸性降低,虽保持其镇痛作用,但抗炎活性减少。置换羧基成酚羟基可以影响疗效和毒性

羧基与羟基的位置必须是邻位

合成路线：以水杨酸为原料，硫酸催化，用乙酸酐乙酰化酚羟基而得。

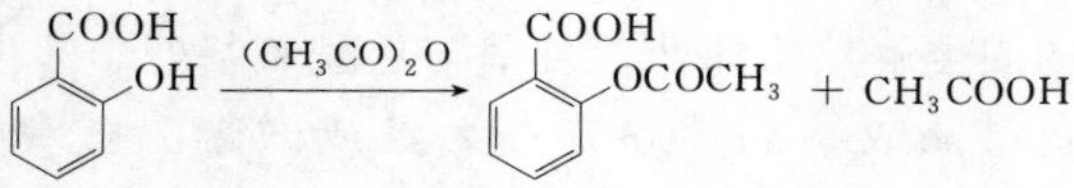

在合成过程中，可能有乙酰水杨酸酐（ 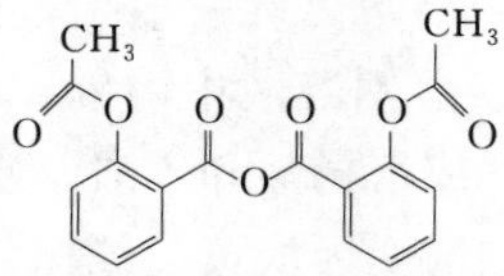　　　　　　　　　　　　）生成，可引起

过敏反应。其含量不超过 0.003％（w/w）时则无影响。

结构改造：作用机制揭示之前，人们认为，阿司匹林对胃肠道的副作用是由游离羧基的酸性造成的，针对这一点，合成了阿司匹林的衍生物。

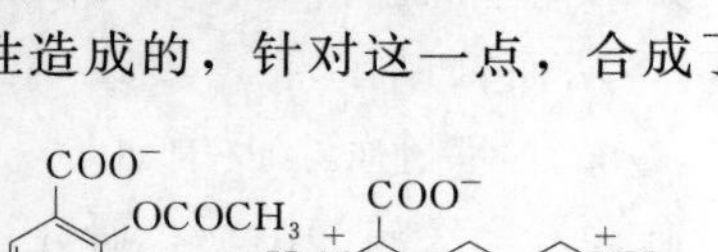

赖氨匹林

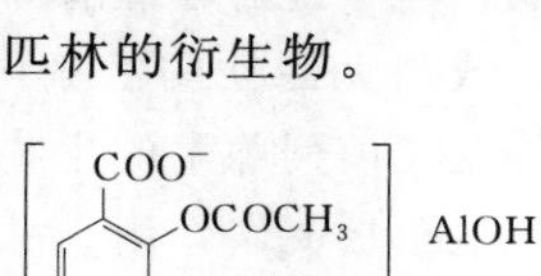

阿司匹林铝

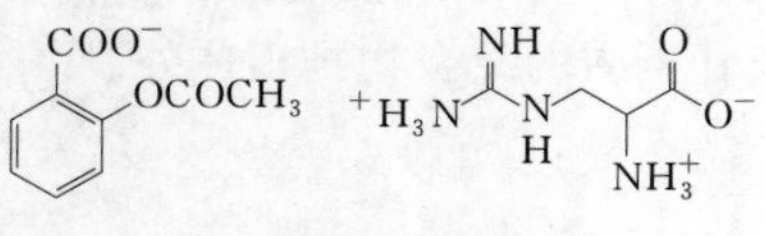

阿司匹林精氨酸盐

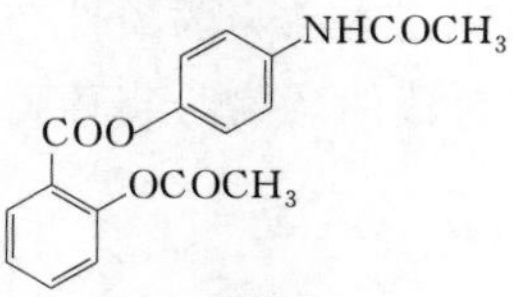

贝诺酯

临床用途： 具有较强的解热镇痛作用和消炎抗风湿作用。临床上用于感冒发烧、头痛、牙痛、神经痛、肌肉痛、急性和慢性风湿痛及类风湿痛等，是风湿热及活动型风湿性关节炎的首选药物。

不良反应： 长期服用，会对胃黏膜有刺激作用，甚至可引起胃及十二指肠出血，主要是因为本品抑制了胃壁前列腺素（PGE）的合成，导致胃黏膜受损；本品可能会导致过敏性哮喘，原因也与抑制前列腺素的合成有关（PGE对支气管平滑肌有很强的收缩作用）。

药物配伍： 本品若与氨甲蝶呤（剂量为15mg/周或更多）联用，可增加氨甲蝶呤的血液毒性（水杨酸和氨甲蝶呤与血浆蛋白竞争结合减少氨甲蝶呤的肾清除）。

2. 贝诺酯 Benorilate

化学名： 4-乙酰氨基苯基乙酰水杨酸酯

英文化学名： 4-acetamidophenyl-2-acetoxybenzoate

结构特征： 阿司匹林的羧基与对乙酰氨基酚的酚羟基形成的酯。

理化性质： 白色结晶或结晶性粉末，无臭；在沸乙醇中易溶，在沸甲醇中溶解，在甲醇或乙醇中微溶，在水中不溶。

作用机制： 通过抑制环氧酶、前列腺素的合成。

体内代谢： 本品是阿司匹林和对乙酰氨基酚通过骈合原理制得的药物。口服后在胃肠道不被水解，以原型吸收，很快达有效血药浓度。吸收后很快代谢为水杨酸和对乙酰氨基酚。作用时间比阿司匹林及对乙酰氨基酚长。主要以水杨酸及对乙酰氨基酚的代谢产物的形式自尿中排出。极少量经粪便排出。

合成路线： 以阿司匹林为原料，生成酰氯后，与对乙酰氨基酚钠反应制得。

临床用途： 急慢性风湿性关节炎、类风湿性关节炎、痛风，还可用于发热、头痛、牙痛、神经痛、手术后轻中度疼痛等。不良反应小，患者易于耐受。

药物配伍： 本品不应与口服抗凝药（如华法林和肝素）同时使用。与其他药物同时使用，易发生药物相互作用，服用前请咨询医（药）师。

3. 对乙酰氨基酚 Paracetamol

化学名： N-（4-羟基苯基）乙酰苯（又名扑热息痛）

英文化学名： N-（4-hydroxyphenyl）acetamide

理化性质： 白色结晶或结晶性粉末；无臭。在热水或乙醇中易溶，在丙酮中溶解，在水中略溶。

本品在空气中稳定，水溶液的稳定性与溶液的 pH 值有关，pH＝6 时最稳定；在酸性或碱性条件下，稳定性较差。在潮湿条件下易水解成对氨基酚，可进一步氧化成亚胺醌类化合物，颜色逐渐变为黄色、红色至棕色，最后变成黑色。

体内代谢： 本品口服易吸收，在体内受 CYP450 酶催化代谢。大部分代谢成葡萄糖醛酸结合物或硫酸结合物，少量代谢成 N-羟基乙酰氨基酚，进一步转化为有毒性的乙酰亚胺醌。正常情况下，乙酰亚胺醌与内源性谷胱甘肽结合而解毒，但若大量或过量服用对乙酰氨基酚，肝脏内的谷胱甘肽被耗竭，乙酰亚胺醌与肝蛋白上的亲核性基团（如-SH）结合，从而引起肝坏死，这是过量服用对乙酰氨基酚导致肝坏死和低葡萄糖昏迷的主要原因。若服用对乙酰氨基酚过量，可用含巯基的药物作解毒剂。

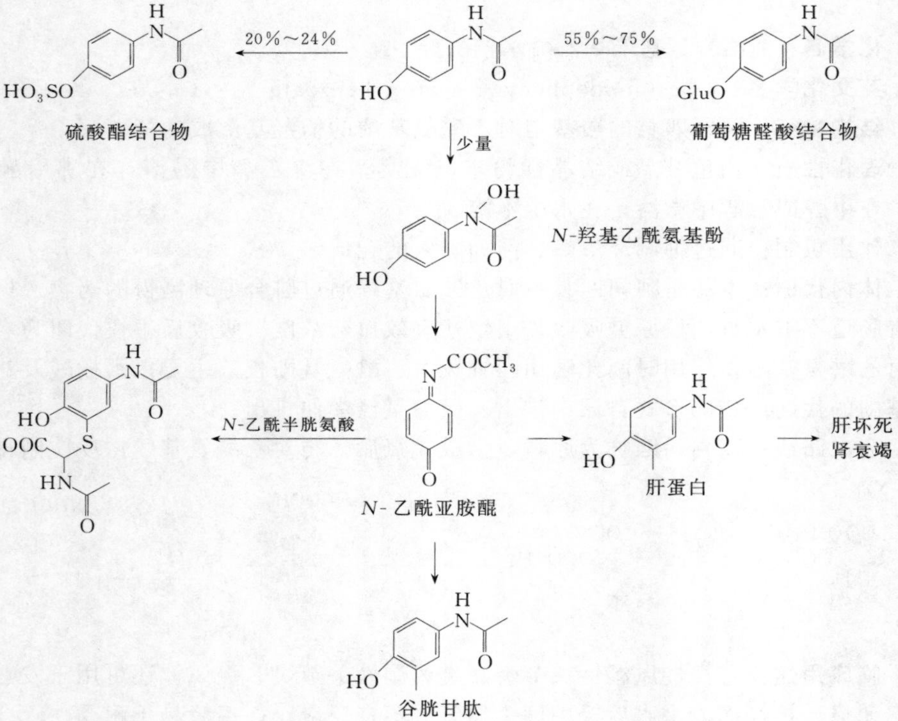

合成路线： 对硝基苯酚经还原为对氨基酚，再经冰醋酸酰化而成本品。

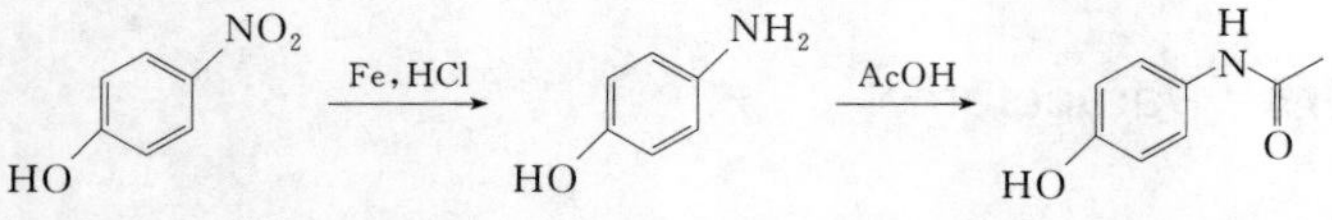

临床用途： 发热、头痛、风湿痛、神经痛、牙痛等。目前唯一广泛用于解热镇痛的苯胺类解热镇痛药。解热镇痛作用与阿司匹林相当，但无抗炎作用。

药物配伍：服用巴比妥类（如苯巴比妥）或解痉药（如颠茄）的患者，长期应用本品可致肝损害。本品与氯霉素同服，可增强后者的毒性。

4. 异丙安替比林　Isopropyl Antipyrine

化学名：1,5-二甲基-4-异丙基-2-苯基-1,2-二氢-3H-吡唑-3-酮

英文化学名：4-isopropyl-1,5-dimethyl-2-phenyl-1H-pyrazol-3(2H)-one

临床用途：用于发热、头痛、神经痛、风湿痛、牙痛等。主要用作解热镇痛复方的组分。

药物配伍：本品作用机理属中枢性，解热作用大体与安替比林、氨基比林相同，镇痛、抗炎作用则略低，与巴比妥并用时其作用可增强，作用时间延长，而毒性亦增加，对肠道平滑肌有松弛作用，其效力较罂粟稍弱，而为氨基比林的4倍。本品很少单用，多与其他解热、镇痛、消炎药组成复方而增强治疗效果，与麻黄碱、咖啡因配合也有协同作用。

二、非甾体抗炎药

非甾体抗炎药（nonsteroidal antiinflammatory drugs）按照化学结构类型，可分为：

分类		代表药物
3,5-吡唑烷二酮类		羟布宗
N-芳基邻氨基苯甲酸类		副作用多,较少应用
芳基烷酸类	芳基乙酸类	吲哚美辛、双氯芬酸钠、托美丁、萘丁美酮、芬布芬
	芳基丙酸类	布洛芬、萘普生
1,2-苯并噻嗪类		吡罗昔康
二苯杂环类		塞来昔布

1. 羟布宗　Oxyphenbutazone

化学名：4-丁基-1-(4-羟基苯基)-2-苯基吡唑烷-3,5-二酮一水合物

英文化学名：4-butyl-1-(4-hydroxyphenyl)-2-phenylpyrazolidine-3,5-dione hydrate

结构特征：

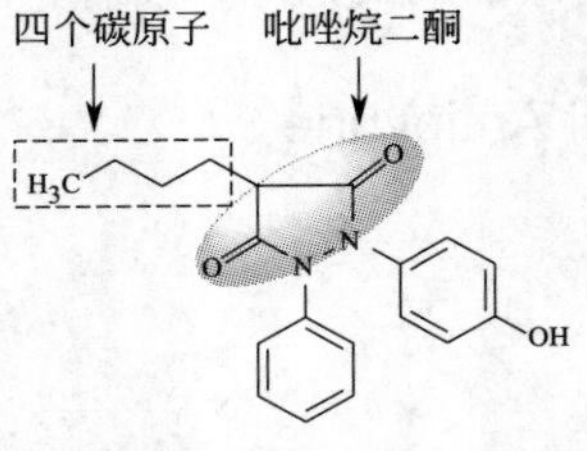

四个碳原子　　吡唑烷二酮

H_3C —CH₂—CH₂—CH₂— ... OH

理化性质： 本品为白色或类白色结晶性粉末；无臭或几乎无臭，味苦。在丙酮中易溶，在乙醇、乙醚或氯仿中溶解。

作用机制： 通过抑制环氧酶减少前列腺素的合成。

体内代谢： 本品主要由肝药酶代谢，主要是氧化（苯环和侧链）和结合反应，仅有 1％ 原型药物由尿排出。长期使用有蓄积性。

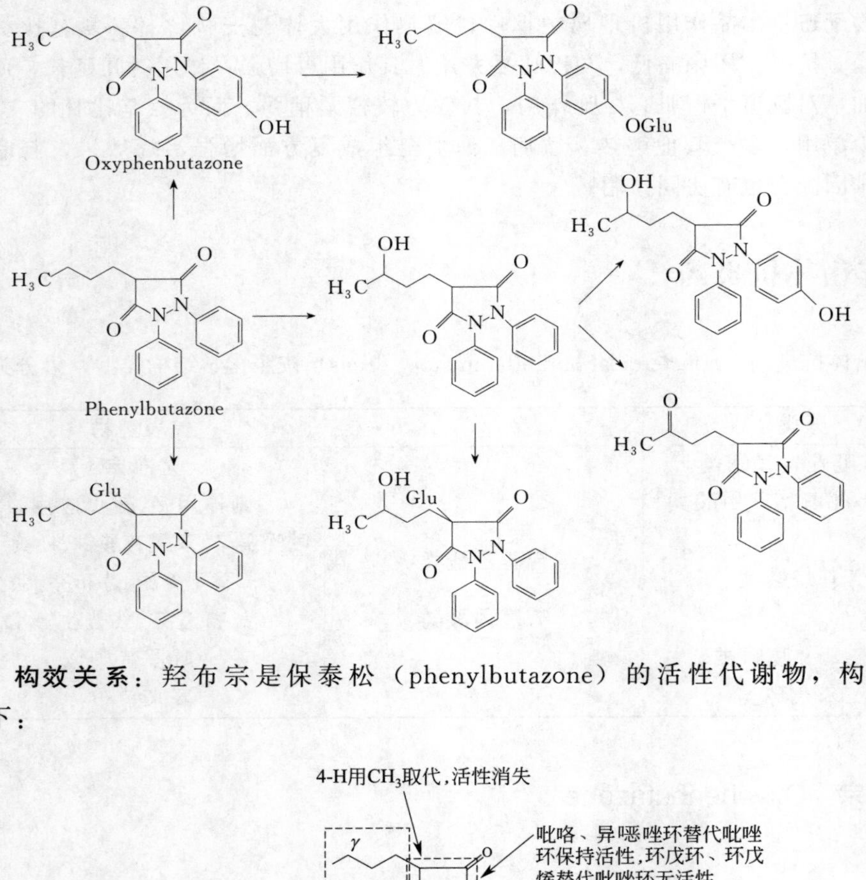

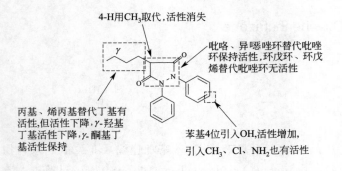

Oxyphenbutazone

Phenylbutazone

构效关系： 羟布宗是保泰松（phenylbutazone）的活性代谢物，构效关系如下：

4-H用CH₃取代,活性消失

吡咯、异噁唑环替代吡唑环保持活性,环戊环、环戊烯替代吡唑环无活性

丙基、烯丙基替代丁基有活性,但活性下降,γ-羟基丁基活性下降,γ-酮基丁基活性保持

苯基4位引入OH,活性增加,引入CH₃、Cl、NH₂也有活性

结构改造：为了减小对胃肠道的副作用，采用骈合原理将胃黏膜保护药吉法酯（Gefarnate）中的有效基团异戊烯基引入到保泰松的结构中，得到非普拉宗（Feprazone），可明显减少对胃肠道的刺激及其他副作用。在吡唑酮的1,2位引入芳杂环得到阿扎丙宗（Azapropazone），其消炎镇痛作用比保泰松强，且毒性降低，用于治疗各种风湿性疾病。

Feprazone　　　　Azapropazone

临床用途：用于活动性类风湿性关节炎、强直性脊柱炎、增生性骨关节病。口服吸收迅速且完全，作用持久。本品能透过滑液膜，滑液腔内药物浓度可达血浓度的50%，停药后关节组织中可保持较高浓度达3周之久。

药物配伍：本品与其他药物相互作用较多，服用前请咨询医（药）师。

2. 吲哚美辛　Indomethacin

化学名：2-甲基-1-(4-氯苯甲酰基)-5-甲氧基-1*H*-吲哚-3-乙酸

英文化学名：2-(1-(4-chlorobenzoyl)-5-methoxy-2-methyl-1*H*-indol-3-yl)acetic acid

结构特征：

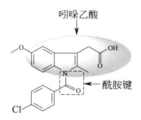

吲哚乙酸　　酰胺键

理化性质：本品为类白色至微黄色结晶性粉末；几乎无臭。本品在丙酮中溶解，在甲醇、乙醇、三氯甲烷或乙醚中略溶，在甲苯中极微溶解，在水中几乎不溶。

本品室温条件下，在空气中稳定，但对光敏感。水溶液在pH=2~8时较稳定。被强酸或强碱水解，生成对氯苯甲酸和5-甲氧基-2-甲基吲哚-3-乙酸，后者脱羧成为5-甲氧基-2,3-二甲基吲哚，均可被氧化为有色物质。

作用机制：通过抑制环氧合酶减少前列腺素的合成。

体内代谢：口服吸收迅速，半衰期2.6~11.2h。与蛋白高度结合（97%）。约

50％被代谢为去甲基衍生物，10％与葡萄糖酸结合，10％～20％以原型从尿液中排出。

构效关系：

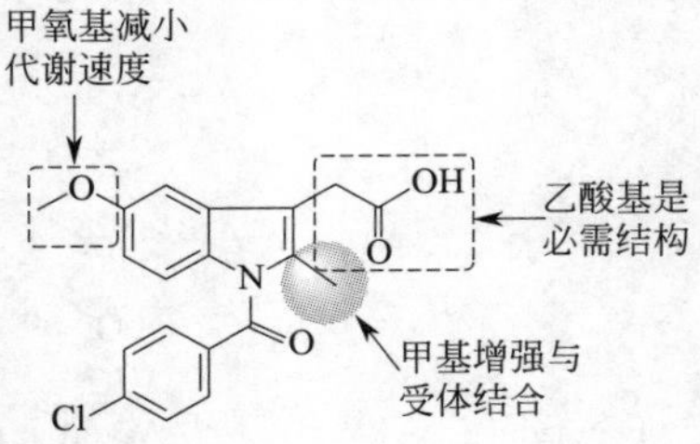

合成路线：

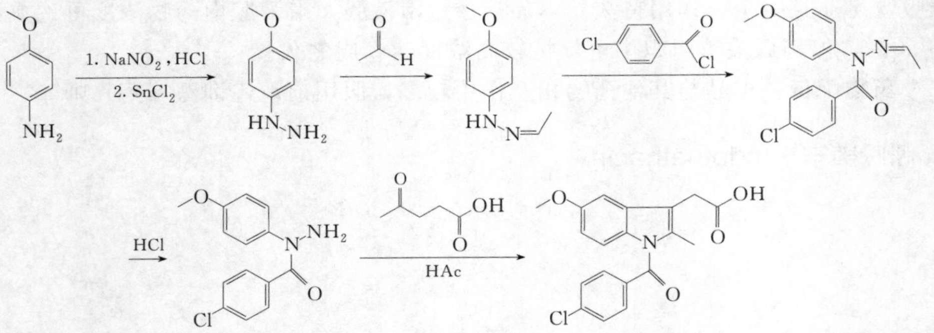

结构改造： 利用电子等排原理，将吲哚环 5 位的甲氧基用 F 取代，环上的-N-换成-CH＝得到茚类衍生物，找到了舒林酸（Sulindac，顺式有效），抗炎效果是吲哚美辛的 1/2，镇痛效果略强于吲哚美辛，临床使用时半衰期长，起效慢，作用持久，副作用小，耐受性较好，长期服用不易引起肾坏死。舒林酸体外无活性，体内被代谢为甲硫化物发挥药效。

将吲哚美辛结构中的氯原子换成叠氮基，得到齐多美辛（Zidometacin），动物实验显示其抗炎活性强于吲哚美辛，毒性较低。

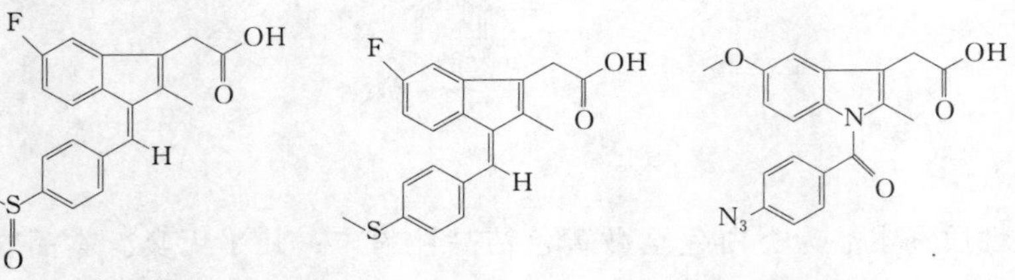

Sulindac   Active metabolite   Zidometacin

临床用途： 本品用于急、慢性风湿性关节炎和痛风性关节炎，但毒副作用较严重，对神经系统、消化系统、造血系统均有影响。

药物配伍： 与对乙酰氨基酚长期合用可增加肾脏毒性，与其他非甾体抗炎药同用时消化道溃疡的发病率增高。与阿司匹林或其他水杨酸盐同用时并不能加强疗效，而胃肠道不良反应则明显增多，由于抑制血小板聚集的作用加强，可增加出血倾向。

3. 双氯芬酸钠 Diclofenac Sodium

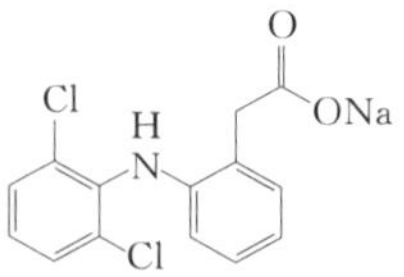

化学名：2-[(2,6-二氯苯基)氨基]-苯乙酸钠（又名双氯灭痛）

英文化学名：sodium 2-(2-((2,6-dichlorophenyl)amino)phenyl)acetate

结构特征：

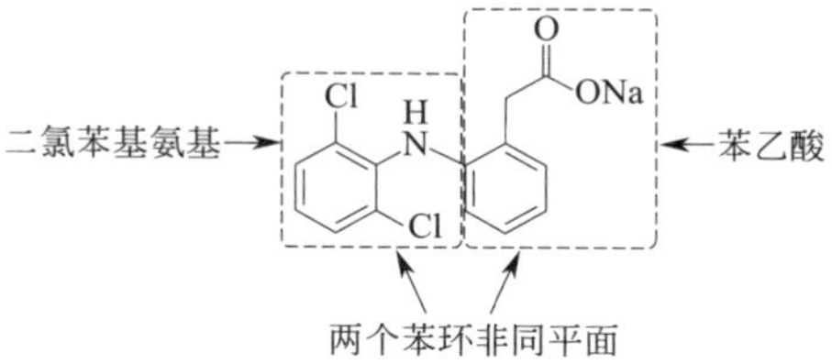

二氯苯基氨基 → ← 苯乙酸

两个苯环非同平面

理化性质：白色或类白色结晶性粉末；有刺鼻感与吸湿性。在乙醇中易溶，在水中略溶，在三氯甲烷中不溶。

作用机制：是非甾体抗炎药中唯一一个具有三重作用机制的药物。①抑制COX，减少前列腺素的生物合成和血小板的生成；②抑制脂氧合酶（LOX），减少白三烯尤其是 LTB4 的生成，这种双重的抑制作用可以避免由于单纯抑制 COX 而导致 LOX 活性突增而引起的不良反应；③抑制花生四烯酸的释放并刺激花生四烯酸的再摄取，使花生四烯酸的数量减少。

体内代谢：口服吸收完全、迅速，排泄快，长期应用无蓄积作用。代谢以苯环的氧化为主，主要代谢产物为 4′-羟基产物，占 20%～30%，其他 3 种代谢产物占10%～20%，其他的以硫酸酯形式排出。

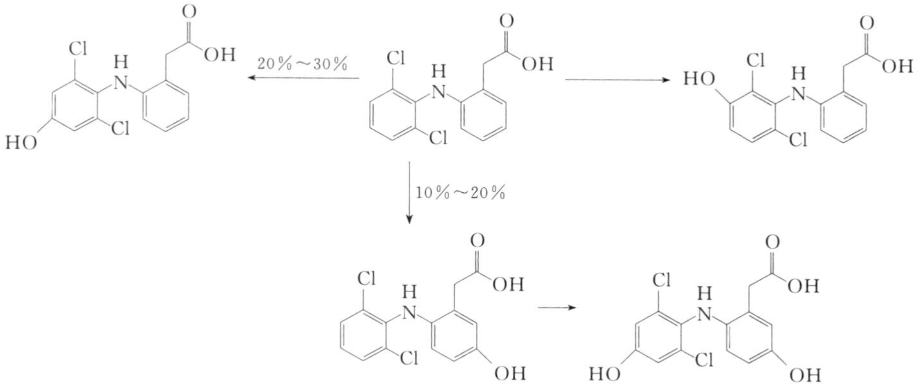

构效关系：双氯芬酸钠类似物的构效关系研究结果表明，两个氯原子的存在，迫使两个苯环不共平面，对抗炎作用十分重要，因这种构象能使其与环氧合酶的活性位点更好地结合。

合成路线：本品合成路线有多条，成本最低的一条是以二氯苯酚和苯胺为原料，缩合之后，进行 N-酰化反应，然后发生分子内付-克反应得到 N-(2,6-二氯苯基)-2,3-二氢吲哚-2-酮，最后水解得到。

临床用途：本品药效强，不良反应少，用药剂量小，个体差异小。是世界上使用最广泛的非甾体抗炎药之一。临床上主要用于治疗类风湿性关节炎、神经炎、红斑狼疮及癌症和手术后疼痛及各种原因引起的发热，主要副作用为胃肠道反应、肝肾损害。

药物配伍：本品应谨慎注意双氯芬酸和 CYP2C9 抑制剂（如伏立康唑）的联合处方。可能引起双氯芬酸血浆浓度峰值及暴露量的显著升高。

4. 托美丁　Tolmetin

化学名：2-(1-甲基-5-(4-甲基苯甲酰)-1H-吡咯-2)-乙酸
英文化学名：2-(1-methyl-5-(4-methylbenzoyl)-1H-pyrrol-2-yl)acetic acid
结构特征：吡咯乙酸衍生物，吡咯环上连接对甲基苯甲酰基。
作用机制：抑制 COX，减少前列腺素的生物合成。
临床用途：用于类风湿关节炎、强直性脊椎炎等，安全、低毒、速效和副作用小。
药物配伍：尚不明确。

5. 萘丁美酮　Nabumetone

化学名：4-(6-甲氧基-2-萘基)-丁-2-酮
英文化学名：4-(6-methoxynaphthalen-2-yl)butan-2-one
理化性质：白色或类白色针状结晶或结晶性粉末；无臭，无味。在丙酮、乙酸乙酯或热乙醇中易溶，在乙醇中略溶，在水中不溶。
作用机制：对 COX-2 有选择性抑制作用，不影响血小板聚集且肾功能不受损害。
体内代谢：是非酸性前体药物，本身无 COX 抑制活性，经肝脏代谢为活性代谢物 6-甲氧基-2-萘乙酸起作用。

Nabumetone　　　　6-Methoxy-2-naphthaleneacetic acid

临床用途：治疗类风湿性关节炎，服后对胃肠道的不良反应较低。

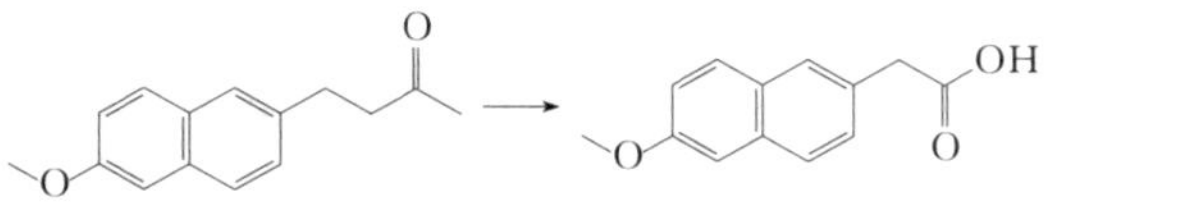

Nabumetone → 6-Methoxy-2-naphthaleneacetic acid

药物配伍：和氢氧化铝凝胶、阿司匹林或对乙酰氨基酚并用不影响本品的吸收率。但通常不主张同时用两种或多种非甾体抗炎药。

6. 芬布芬　Fenbufen

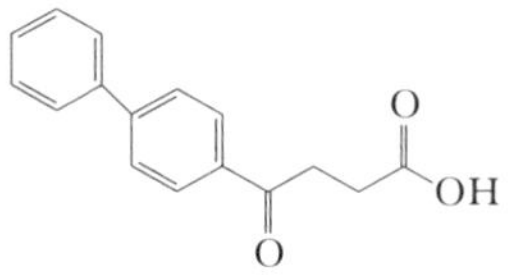

化学名：3-(4-联苯基羰基)-丙酸

英文化学名：4-([1,1'-biphenyl]-4-yl)-4-oxobutanoic acid

理化性质：白色或类白色结晶性粉末；无臭。在乙醇中溶解，在水中几乎不溶，在热碱溶液中易溶。

作用机制：COX 的抑制剂。

体内代谢：具有 γ-酮酸的结构，在体内代谢，生成联苯乙酸而发挥药效，前体药物。

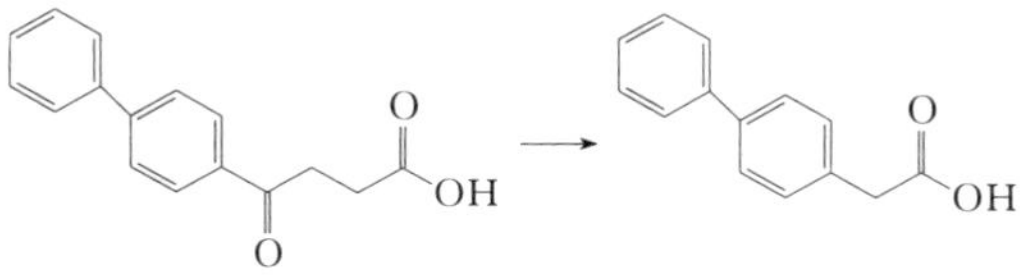

Fenbufen → Biphenyl acetic acide

临床用途：用于类风湿关节炎、风湿性关节炎、骨关节炎、脊柱关节病、痛风性关节炎的治疗。还可用于牙痛、手术后疼痛及外伤性疼痛。长效抗炎药，副作用较小，特别是胃肠道反应小。

药物配伍：尚不明确。

7. 布洛芬　Ibuprofen

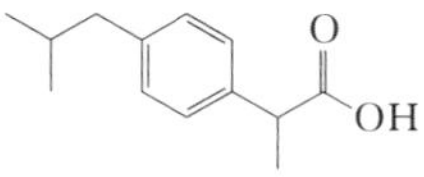

化学名：α-甲基-4-(2-甲基丙基)苯乙酸

英文化学名：2-(4-(2-methylpropyl)phenyl)propanoic acid

结构特征：羧基 α 碳为手性碳，但药用外消旋体。

理化性质：本品为白色结晶性粉末；稍有特异臭。在乙醇、丙酮、三氯甲烷或乙醚中易溶，在水中几乎不溶；在氢氧化钠或碳酸钠试液中易溶。

作用机制：COX 的抑制剂。

体内代谢：口服吸收快。体内消除快速，服药 24h 后，药物基本上以原型和氧化产物形式被完全排出。氧化代谢主要发生在异丁基的 ω-1 和 ω-2 位置，氧化成醇后继续氧化为酸，所有代谢物均失活。无效的（－）异构体在体内可转化为（＋）异构体，两者在体内的生物活性等价。考虑到患者机体差异对这种转化的影响，已有（＋）异构体上市，其用药剂量仅为外消旋体的一半。

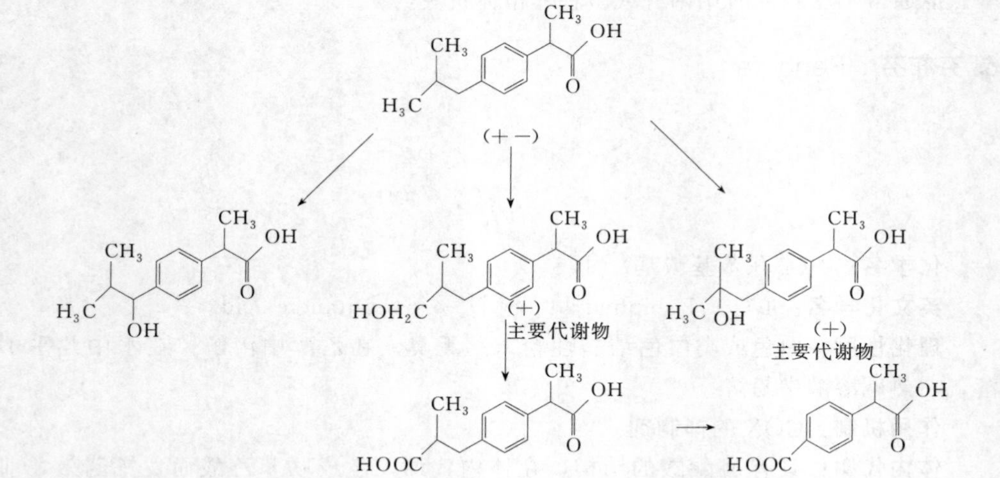

合成路线：本品是以甲苯为原料，经 Na-C 催化，制得异丁苯，再发生付-克酰化反应得到 4-异丁苯乙酮，然后与氯乙酸乙酯发生 Darzene 反应后，经水解、脱羧、重排，得到 2-（4′-异丁苯）丙醛，最后在碱性条件下用硝酸银氧化得布洛芬。

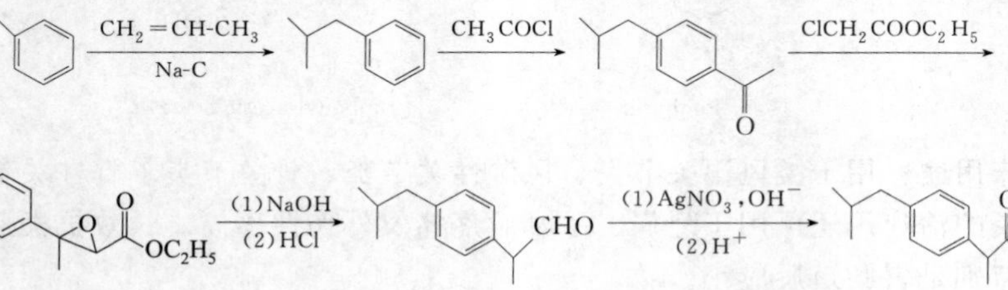

结构改造：布洛芬之后，人们注意到芳基丙酸这一非甾体抗炎药的基本结构，相继开发了许多优良的类似物，抗炎镇痛活性大都强于布洛芬，应用范围与布洛芬相似。

药物名称	化学结构	药物名称	化学结构
氟比洛芬 （Flurbiprofen）	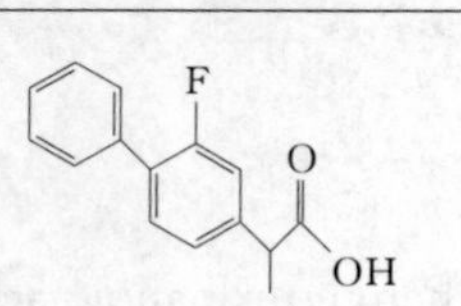	非诺洛芬 （Fenoprofen）	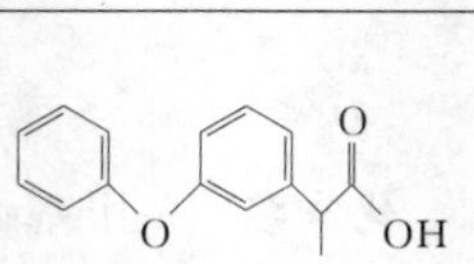
酮洛芬 （Ketoprofen）	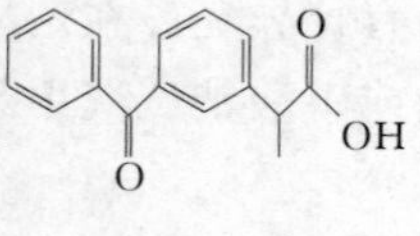	吡洛芬 （Pirprofen）	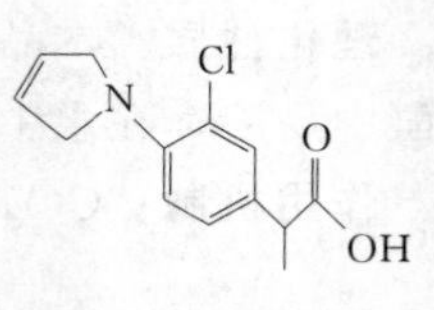

药物名称	化学结构	药物名称	化学结构
萘普生（Naproxen）		舒洛芬（Suprofen）	
吲哚洛芬（Indoprofen）		噻洛芬酸（Tiaprofenic Acid）	

临床用途： 临床上广泛用于类风湿关节炎、风湿性关节炎等，一般病人耐受性良好。胃肠道副作用小，对肝、胃及造血系统无明显副作用。

药物配伍： 本品与其他解热、镇痛、抗炎药物同用时可增加胃肠道不良反应，并可能导致溃疡。本品与肝素、双香豆素等抗凝药同用时，可导致凝血酶原时间延长，增加出血倾向。

8. 萘普生 Naproxen

化学名：（＋）-（S）-α-甲基-6-甲氧基-2-萘乙酸

英文化学名：（S）-2-（6-methoxynaphthalen-2-yl）propanoic acid

结构特征： 羧基α碳上有萘环和甲基，α碳为手性碳，具有光学活性，临床使用其 S（＋）异构体。对位有甲氧基。

理化性质： 本品为白色或类白色结晶性粉末；无臭或几乎无臭。在甲醇、乙醇或三氯甲烷中溶解，在乙醚中略溶，在水中几乎不溶。

作用机制： COX 的抑制剂。抑制前列腺素生物合成的作用是阿司匹林的 12 倍，布洛芬的 3～4 倍，但比吲哚美辛低。

体内代谢： 口服吸收迅速完全，约 70％以原型从尿中排出，其余的与葡萄糖醛酸结合或生成无活性的 6-去甲基萘普生从尿中排出。

合成路线： 本品的合成路线有多条，较经典的一条是类似于布洛芬的合成路线，以 2-甲氧基萘为原料，经酰化反应、Darzene 反应、水解、脱羧、重排、碱性条件下氧化得外消旋体，最后经拆分得到萘普生。

另一条路线同样以 2-甲氧基萘为原料，用丙酰氯酰化，再经 α-溴代、缩酮反应、Lewis 酸催化重排、水解、拆分得到。

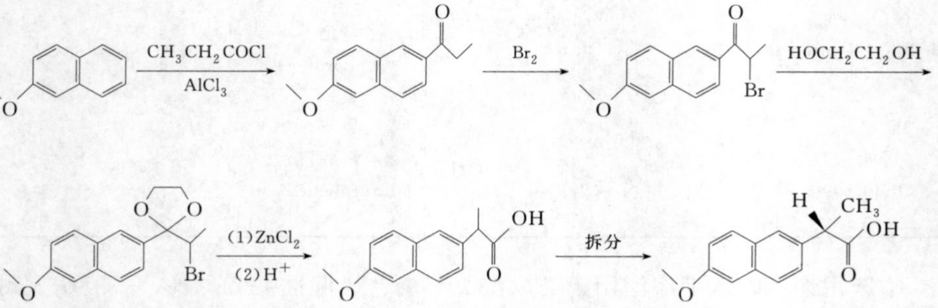

临床用途：用于风湿性关节炎、类风湿关节炎、风湿性脊椎炎等的治疗。R（＋）异构体的活性只有它对映体的 1/35。

药物配伍：饮酒或与其他抗炎药同用时，胃肠道的不良反应增多，并有溃疡发生的危险。与肝素及双香豆素等抗凝药同用，出血时间延长，可出现出血倾向，并有导致胃肠道溃疡的可能。

9. 吡罗昔康　Piroxicam

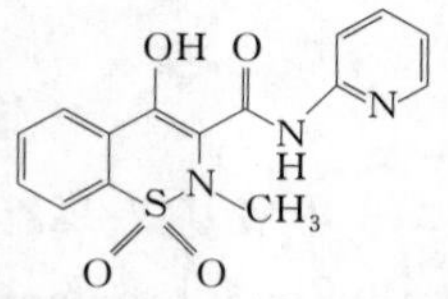

化学名：2-甲基-4-羟基-N-(2-吡啶基)-2H-1,2-苯并噻嗪-3-甲酰胺-1,1-二氧化物

英文化学名：4-hydroxy-2-methyl-N-(pyridin-2-yl)-2H-benzothiazine-3-carboxamide 1,1-dioxide

结构特征：1,2-苯并噻嗪非甾体抗炎药，含有酸性烯醇羟基、氨磺酰基团。

理化性质：本品为类白色至微黄绿色的结晶性粉末；无臭。在三氯甲烷中易溶，在丙酮中略溶，在乙醇或乙醚中微溶，在水中几乎不溶；在酸中溶解，在碱中略溶。

作用机制：COX 的抑制剂，对 COX-2 的抑制作用强于对 COX-1 的抑制作用，有一定的选择性。

体内代谢：口服后吸收很快，血浆半衰期很长，可达 36～45h，基本一日给药一次。

在人、犬、猴、鼠体内的代谢途径基本相似，但在不同种属之间的代谢程度有较大差异。在人体内代谢程度大，只有约 5％以原型排出，大部分代谢为吡啶环的羟基化物及与葡萄糖醛酸结合物，小部分代谢为苯环的羟基化物，也有水解及脱羧等产物。代谢产物均无抗炎活性。

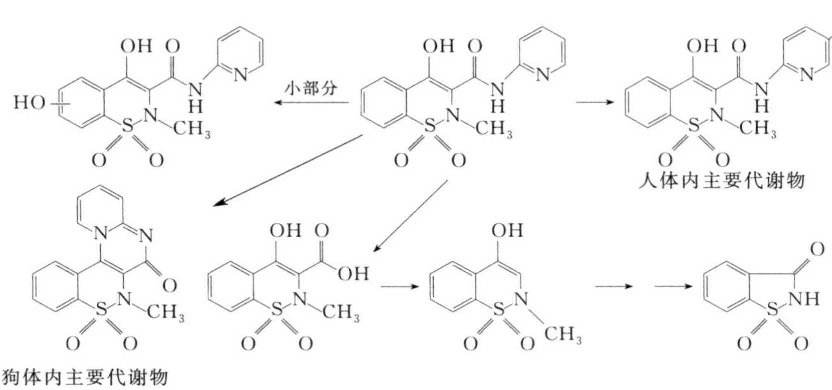

人体内主要代谢物

狗体内主要代谢物

构效关系：1，2-苯并噻嗪类的构效关系如下。

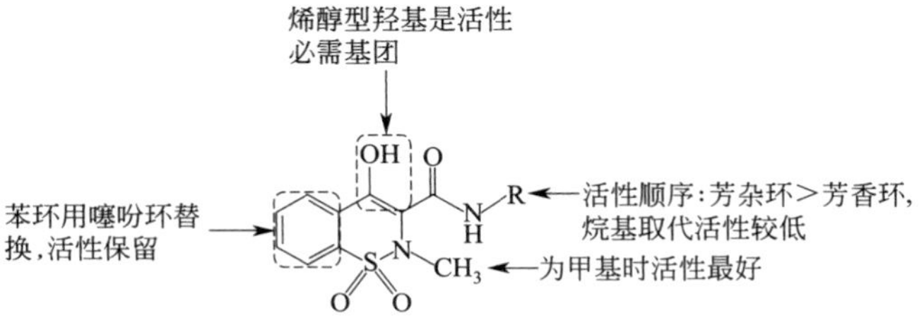

烯醇型羟基是活性必需基团

苯环用噻吩环替换，活性保留

活性顺序：芳杂环＞芳香环，烷基取代活性较低

为甲基时活性最好

此类药物多显酸性，其 pK_a 值在 $4\sim6$ 之间。N-芳杂环取代后酸性增强，原因是吡啶氮原子可进一步稳定烯醇负离子，更有利于电荷分散，使产生的 B 异构体更加稳定。

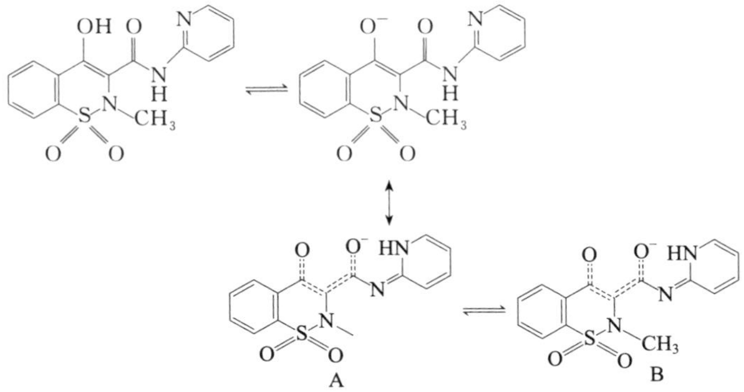

结构改造：吡罗昔康是这类结构中第一个上市的药物，抗炎活性与吲哚美辛相似，并能抑制多核白细胞向炎症部位迁移，抑制这些细胞中溶酶体的释放，作用迅速、持久，长期服用副作用小。其后，出现多个 1，2-苯并噻嗪类药物。如舒多昔康（Sudoxicam）、美洛昔康（Meloxicam）、替诺昔康（Tenoxicam）、伊索昔康（Isoxicam）、安吡昔康（Ampiroxicam）等。

Sudoxicam　　　　　Meloxicam　　　　　Tenoxicam

Isoxicam　　　　　　Ampiroxicam

　　安吡昔康为吡罗昔康的前药，口服后在胃肠道中转化为吡罗昔康而发挥作用，副作用更小。美洛昔康对环氧酶-2（COX-2）的选择性较高，具有较强的抗炎作用和较小的胃肠道、肾脏副作用，可有效治疗类风湿关节炎、骨关节炎。

　　临床用途：缓解各种关节炎及软组织病变的疼痛和肿胀的对症治疗。

　　药物配伍：未见与其他药物有相互作用的报道。

10. 塞来昔布　Celecoxib

　　化学名：4-[5-(4甲基苯基)-3-三氟甲基]-1H-吡咯-1-基]苯磺酰胺

　　英文化学名：4-[5-(4-Methylphenyl)-3（trifluoromethyl)-1H-pyrazol-1-yl]benzenesulfona mide

　　结构特征：具有体积较大的磺酰胺基为侧链的苯环刚性结构，与COX-2有更强的结合。

　　理化性质：无臭的白色或近白色晶体粉末，微溶于水，溶解性随碱性的增加而增加。

　　作用机制：是第一个临床使用的选择性COX-2抑制剂。在体外对COX-1和COX-2的IC50（半抑制浓度）分别为15mol/L和0.04mol/L，在人的全血分析中对COX-2的选择性为COX-1的7.6倍。

　　体内代谢：空腹给药吸收快且完全，约2～3h达到血浆峰浓度，生物利用度约为99％。代谢主要发生在肝脏，由CYP2C9氧化代谢，代谢过程包括苯环4位甲基的羟基化，进一步氧化最终得到羧酸，可与葡萄糖醛酸结合，随尿液排出。仅有约3％的药物未经代谢而直接排出。塞来昔布也可以抑制CYP2D6，因此其可能会改变其他与该酶作用的药物的药代动力学性质。当合并使用其他代谢与 CYP2D6 或 CYP2C9 有关的药物时，需注意药物相互作用。如塞来昔布与氟康唑配伍，由于氟康唑对 CYP2C9 的抑制作用，塞来昔布的血药浓度会显著增加。

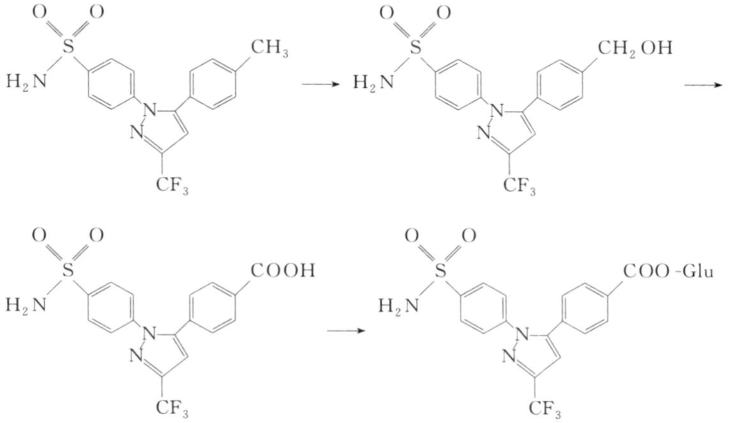

构效关系： 研究表明，若将塞来昔布苯环上 4-磺酰胺基换成 N，N-二甲基磺酰胺基、甲碳酰基、硝基或三氟乙酰基，则对两种 COX 酶的抑制作用都完全消失；若将 4-磺酰胺基换成氯原子或者甲氧基则大大提高了其对 COX-1 的选择性；当苯环上的甲基被氟原子取代时，所得化合物在动物体内的代谢时间从 3.5h 延长到 221h。

合成路线： 本品的合成是以 4-甲基苯乙酮为原料，与三氟乙酸甲酯反应，再与 4-氨磺酰基苯肼缩合制得。

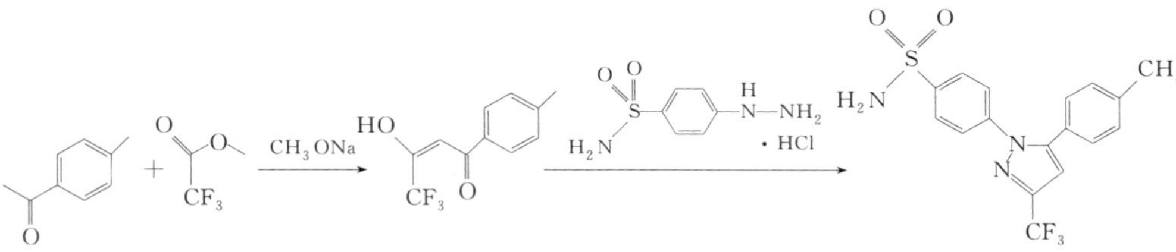

结构改造： 继塞来昔布和罗非昔布之后，开发了第二代的 COX-2 抑制剂（多为对五元环部分改造），主要产品有伐地昔布（Valdecoxib）、帕瑞昔布（Pare-coxib）和依托昔布（Etoricoxib）等。伐地昔布在正式批准上市后，出现了临床试验未曾观察到的严重全身和皮肤过敏反应。帕瑞昔布是伐地昔布的前药，是可注射且具有高选择性的 COX-2 抑制剂，用于手术后的疼痛治疗。依托昔布是 Merck 公司开发的又一个选择性 COX-2 抑制剂。艾瑞昔布（Imrecoxib）是我国自主研发的国家一类新药，是治疗人骨关节炎安全有效的药物，于 2011 年获准上市。

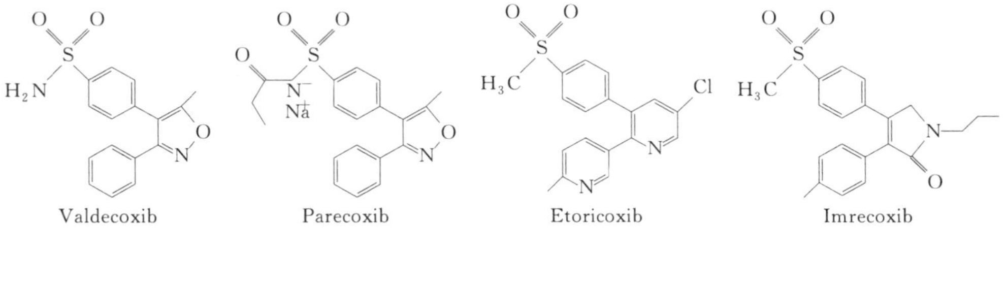

Valdecoxib   Parecoxib   Etoricoxib   Imrecoxib

临床用途：临床上用于治疗急性期或慢性期骨关节炎和类风湿关节炎。具有与吲哚美辛相当的抗炎活性，且肠胃不良反应、肾脏毒性均显著降低。

药物配伍：与药物同时使用，易发生药物相互作用，服用前请咨询医（药）师。如阿司匹林、地高辛等。

三、抗痛风药

抗痛风药（antigout drugs）按照作用机制，可分为：

分类	代表药物
抑制尿酸生成的药物	别嘌醇
促进尿酸排泄的药物	丙磺舒
缓解尿酸盐沉积引起的关节炎症的药物	吲哚美辛、阿司匹林、秋水仙碱

1. 别嘌醇　Allopurinol

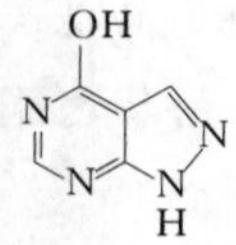

化学名：1*H*-吡唑并［3，4-*d*］嘧啶-4-醇

英文化学名：1*H*-pyrazolo［3，4-d］pyrimidin-4-ol

结构特征：次黄嘌呤的衍生物，次黄嘌呤结构中的咪唑环替换成吡唑环。

理化性质：白色或类白色结晶性粉末；几乎无臭。在水或乙醇中极微溶解，在三氯甲烷或乙醚中不溶，在 0.1mol/L 氢氧化钠或氢氧化钾溶液中易溶。

作用机制：通过抑制黄嘌呤氧化酶，使次黄嘌呤及黄嘌呤不能转化为尿酸，从而抑制尿酸的生成。

临床用途：高尿酸血症，尤其是尿酸生成过多者。

药物配伍：饮酒，氯噻酮、依他尼酸、呋塞米、美托拉宗、吡嗪酰胺或噻嗪类利尿剂均可增加血清中尿酸含量。控制痛风和高尿酸血症时，应用本品要注意用量的调整。

2. 丙磺舒　Probenecid

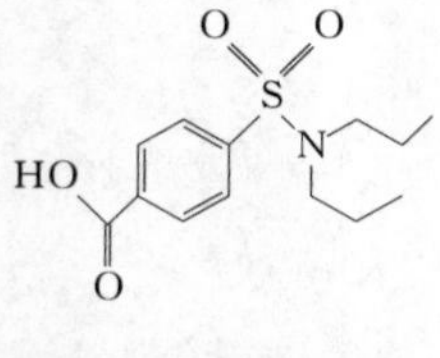

化学名：对-［（二丙氨基）磺酰基］苯甲酸

英文化学名：4-（N，N-dipropylsulfamoyl）benzoic acid

理化性质：白色结晶性粉末；无臭。在丙酮中溶解，在乙醇或三氯甲烷中略溶，在水中几乎不溶，在稀氢氧化钠溶液中溶解，在稀酸中几乎不溶。

作用机制：通过抑制肾小管对水的重吸收作用，增加尿液的排泄，从而降低尿酸在血液中的含量，也可促进已形成的尿酸盐的溶解。

临床用途：临床用于慢性痛风的治疗，无抗炎和镇痛作用。

药物配伍：饮酒，氯噻酮、利尿酸、呋塞米、吡嗪酰胺以及噻嗪类等利尿药可增加血清尿酸浓度，本品与这些药同用时需注意调整用量，以控制高尿酸血症。与阿司匹林或其他水杨酸盐同用时，可抑制本品的排尿酸作用。

3. 秋水仙碱　Colchicine

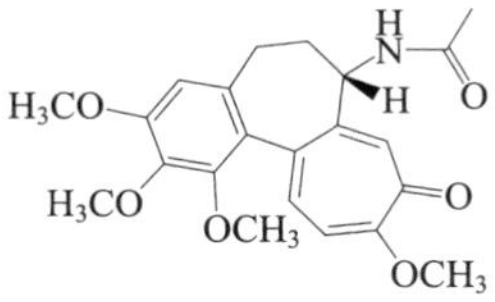

为百合科植物丽江山慈茹的球茎中提取得到的一种生物碱。

化学名：N-[（7S）-1,2,3,10-四氧-5,6,7,9-氧苯并[a]庚搭烯-7-基]乙酰胺

英文化学名：N-[（7S）-1,2,3,10-Tetramethoxy-9-oxo-5,6,7,9-tetrahydro-benzo[a]heptalen-7-yl]acetamide

理化性质：类白色至淡黄色结晶性粉末；无臭，略有引湿性；遇光色变深。在乙醇或三氯甲烷中易溶，在水中溶解（但在一定浓度的水溶液中能形成半水合物的结晶析出），在乙醚中极微溶解。

临床用途：用于治疗急性痛风。

药物配伍：本品可导致可逆性的维生素 B_{12} 吸收不良。本品可使中枢神经系统抑制药增效，拟交感神经药的反应性加强。

16. 解热镇痛
药、非甾体
抗炎药和抗痛
风药辅助测试题

第六章 抗肿瘤药

一、生物烷化剂

生物烷化剂（bioalkylating agents）可分为：

分类	代表药物
氮芥类	盐酸氮芥、环磷酰胺
亚乙基亚胺类	噻替派
亚硝基脲类	卡莫司汀
甲磺酸酯类	白消安
金属铂配合物	顺铂

1. 盐酸氮芥 Chlormethine Hydrochloride

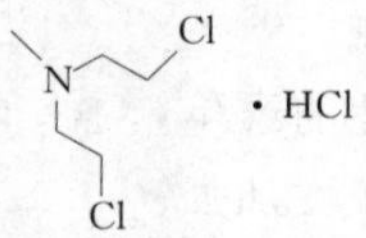

化学名：N-甲基-N-(2-氯乙基)-2-氯乙胺盐酸盐

英文化学名：N-methyl-N-(2-chloroethyl)-2-chloroethan1amine hydrochloride

结构特征：为脂肪氮芥，结构中氮原子碱性较强。分子包含烷基化部分（双-β-氯乙氨基）和载体部分（甲基）。氮芥类药物结构图如下。

载体部分 烷基化部分

理化性质（稳定性）：有吸湿性；对皮肤和黏膜有腐蚀性。碱性水溶液中可发生水解而不稳定。氮芥在碱性水溶液中的水解过程如下。

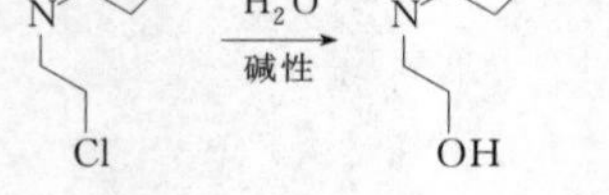

作用机制：盐酸氮芥在生理 $pH=7.4$ 时，中心氮上的孤对电子可进攻 β 碳原子，导致氯离子离去而形成亚乙基亚胺离子（强亲电性烷化剂），其极易烷化细胞成分中的亲核中心。脂肪氮芥的烷基化过程是双分子亲核取代反应（SN_2）。脂肪氮芥对细胞成分的烷基化过程如下。

X^-/Y^-：细胞成分的亲核中心

存在的缺陷：只对淋巴瘤有效，杀伤能力大，选择性很差且毒性较大。不能口服，只能用于静脉注射。

构效关系：烷基化部分是其抗肿瘤活性的功能基；载体部分用于改善药物在体内的药代动力学性质，提高其选择性和活性并降低其毒性。

结构改造：通过减少氮原子上的电子云密度，可以降低氮芥的反应性，从而降低其毒性，但同时也会降低其抗肿瘤活性。

将氮原子上相连的 R 改为芳香基团（芳香氮芥），可以使得氮原子上的孤对电子因为和苯环共轭而电子云密度有所下降，从而整个氮原子的亲核性也得到了一定程度的下降。芳香氮芥在细胞内反应不形成脂肪氮芥所形成的亚乙基亚胺离子，而是直接脱去氯离子形成碳正离子中间体。然后，碳正离子中间体再与细胞内亲核中心发生作用。该过程是单分子亲核取代反应（SN_1，区别于脂肪氮芥的 SN_2）。

在芳香氮芥的芳环上引入一些其他基团可以改善芳香氮芥的性质，如：

（1）芳环对位引入丁酸基团，可以得到用于治疗慢性淋巴细胞白血病的苯丁酸氮芥。

（2）芳酸侧链上引入天然存在的氨基酸，可以增加药物在肿瘤部位的浓度和亲核性，从而提高药效。如引入 L-丙氨酸侧链得到美法伦。

（3）将侧链氨基酸的氨基进行酰化，通常可以用来降低药物的毒性。如对 L-丙氨酸进行酰化得到氮甲。

一些经结构改造得到的芳香氮芥类抗肿瘤药物如下。

临床用途：主要用于治疗淋巴肉瘤和霍奇金病。
药物配伍：尚不明确。

2. 环磷酰胺　Cyclophosphamide

17. 环磷酰胺
学习视频

化学名：P-[N,N-双(β-氯乙基)]-1-氧-3-氮-2-磷杂环己烷-P-氧化物一水合物

英文化学名：N,N-bis(2-chloroethyl)-1,3,2-oxazaphosphinan-2-amine 2-oxide monohydrate

结构特征：环磷酰胺分子中环状磷酰胺基的吸电子性，降低了氯原子的活性和氮芥的烷化能力，使其在体外对肿瘤无效。

理化性质（稳定性）：

（1）环磷酰胺含一个结晶水时为白色结晶或粉末，熔点 41～45℃，失去结晶水后即液化。

（2）本品可溶于水或丙酮，微溶于乙醇。

（3）不稳定性　本品水溶液不稳定，遇热易分解。

作用机制：本品为氮芥类前药，代谢活性物质磷酰氮芥、丙烯醛、去甲氮芥。

体内代谢：环磷酰胺是一个前药，在体外对肿瘤细胞无效，进入人体后经活化起作用。环磷酰胺在肝脏中被细胞色素 P450 氧化得到 4-羟基环磷酰胺 A；4-羟基环磷酰胺 A 可以经进一步氧化为无毒 4-酮基环磷酰胺 B；也可以经互变异构开环为醛磷酰胺 C；醛磷酰胺在肝中可进一步氧化为无毒的羧酸化合物 D；也可经非酶促反应 β-消除（逆迈克尔加成反应）生成丙烯醛和磷酰氮芥 E；磷酰氮芥及其他代谢产物都可经非酶水解生成去甲氮芥 F。

4-羟基环磷酰胺A　　4-酮基环磷酰胺B

醛磷酰胺C　　D

磷酰氮芥E　　去甲氮芥F

构效关系：环磷酰胺磷酰胺酶催化裂解成具有活性的去甲氮芥发挥作用。

吸电子的磷酰基使氮原子上的电子云密度降低，氮原子的亲核性降低了氯原子的烷基化能力，使毒性降低。

合成路线：环磷酰胺的合成，以二乙醇胺作为原料，用三氯氧磷进行氯代和磷酰化，得到氮芥磷酰二胺中间体。此中间体再和 3-氨基丙醇缩合得到产物。本品无水物为油状物，在丙酮中和水反应生成一水合物固体结晶而析出。

临床用途：用于恶性淋巴瘤、急性淋巴细胞白血病、多发性骨髓瘤、肺癌、神经母细胞瘤等，对乳腺癌、卵巢癌、鼻咽癌也有效。

药物配伍：环磷酰胺可使血清中假胆碱酯酶减少，使血清尿酸水平增高。因此，与抗痛风药如别嘌呤醇、秋水仙碱、丙磺舒等同用时，应调整抗痛风药物的剂量。此外也加强了琥珀胆碱的神经肌肉阻滞作用，可使呼吸暂停时间延长。

3. 顺铂　Cisplatin

化学名：顺二氨二氯铂

英文化学名：(*SP*-4-2)-diamminedichloroplatinum

理化性质（稳定性）：本品加热至 170℃时即转化为反式，溶解度降低，颜色发生变化。继续加热至 270℃熔融，同时分解成金属铂。对光和空气不敏感，室温条件下可长期储存。本品水溶液不稳定，能逐渐水解和转化为反式，生成一水合物（Cisplatin Hydrate-1）、二水合物（Cisplatin Hydrate-2），进一步水解生成无抗肿瘤活性且有剧毒的低聚物-1（Cisplatin Polymer-1）与低聚物-2（Cisplatin Polymer-2）。但是这两种低聚物在 0.9％氯化钠溶液中均不稳定，可迅速完全转化为顺铂，因此临床上不会导致中毒危险。

Cisplatin Hydrate　　　　　Cisplatin Hydrate-2

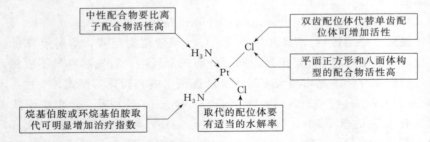

Cisplatin Polymer-1   Cisplatin Polymer-2

作用机制：使肿瘤细胞 DNA 复制停止，阻碍细胞的分裂。顺铂进入体内后，可扩散通过带电的细胞膜，在 Cl^- 浓度较高的条件下较稳定，进入细胞后，由于细胞 Cl^- 浓度低，药物水解为阳离子的水合物，再解离生成羟基络合物。羟基络合物和水合物比较活泼，在体内与 DNA 单链内的两个碱基间形成封闭的螯合环，其中 65％是与相邻的两个鸟嘌呤碱基〔d（GpG）〕的 N-7 络合成螯合环，25％是与相邻的鸟嘌呤和腺嘌呤碱基〔d（ApG）〕的 N-7 络合成螯合环，还有 1％是与间隔一个碱基的两个鸟嘌呤碱基〔d（GpNpG）〕的 N-7 络合成螯合环，这种螯合的形成破坏了两条多聚核苷酸链上嘌呤基和胞嘧啶之间的氢键，扰乱了 DNA 的正常双螺旋结构，使其局部变性失活而丧失复制能力，反式铂配合物则无此作用。

构效关系：铂类化合物的抗肿瘤活性基本构效关系如下。

中性配合物要比离子配合物活性高

双齿配位体代替单齿配位体可增加活性

平面正方形和八面体构型的配合物活性高

烷基伯胺或环烷基伯胺取代可明显增加治疗指数

取代的配位体要有适当的水解率

取代的配位体的水解速率与活性有如下关系：

$$NO_3^- > H_2O > Cl^- > Br^- > I^- > N_3^- > SCN^- > NH_3 > CN^-$$

高毒性　　　　　活性　　　非活性　　　　低毒性

合成路线：顺铂的合成是用盐酸肼或草酸钾还原六氯铂酸二钾得四氯铂酸二钾，再与醋酸铵、氯化钾在一定 pH 值条件下回流 1.5h 即得。

结构改造：当前铂配合物的研究方向是寻找高效低毒的药物、研究构象关系和探索铂配合物分子水平抗肿瘤作用机制。为了克服顺铂的缺点，用不同的胺类和各种酸根与二价铂络合，合成了一系列铂的配合物。

卡铂（Carboplatin，又称碳铂）是 20 世纪 80 年代设计开发的第二代铂配合物。其生化性质、抗肿瘤活性和抗瘤谱均与顺铂类似，但肾毒性、消化道反应和耳毒性较低。卡铂治疗小细胞肺癌、卵巢癌的效果比顺铂好，但对膀胱癌、头颈部癌的效果不如顺铂。卡铂仍需静脉注射给药。

奥沙利铂（Oxaliplatin）是 1996 年上市的第三代铂类抗肿瘤药物，为二氨环己烷的铂类化合物，即以 1，2-二氨环己烷基团代替顺铂的氨基。其性质稳定，在水中的溶解度介于顺铂和卡铂之间，也是显现对结肠癌有效的铂类烷化剂。奥沙利铂对大肠癌、非小细胞癌、卵巢癌及乳腺癌等多种动物和人肿瘤细胞株，包括对顺铂和奥沙利铂耐药肿瘤株都有显著的抑制作用。奥沙利铂是第一个上市的抗肿瘤手性铂配合物。1，2-环己二胺配体有三个立体异构体〔（R，R），（S，S）和（R，S）〕，相对应的就有三个立体异构体铂配合物，它们在体外和体内活性略有不同，但只有（R，R）异构体开发用于临床。

卡铂
Carboplatin

奥沙利铂
Oxaliplatin

临床用途：顺铂临床用于治疗膀胱癌、前列腺癌、肺癌、头颈部癌、乳腺癌、恶性淋巴癌和白血病等。目前已被公认为治疗睾丸癌和卵巢癌的一线药物。与甲氨蝶呤、环磷酰胺等药物有协同作用，无交叉耐药性，并具有免疫抑制作用。该药物水溶性差，且仅能注射给药，缓解期短，并伴有严重的肾、胃肠道毒性，耳毒性及神经毒性，长期使用会产生耐药性。

药物配伍：与秋水仙碱、丙磺舒或磺吡酮合用时，由于顺铂可能提高血液中尿酸的水平，必须调节其剂量，以控制高尿酸血症与痛风。

二、抗代谢药物

抗代谢药物（antimetabolic agents）可分为：

分类	代表药物
嘧啶拮抗物	氟尿嘧啶
嘌呤拮抗物	巯嘌呤
叶酸拮抗物	甲氨蝶呤

1. 氟尿嘧啶 Fluorouracil

18. 氟尿嘧啶
学习视频

化学名：5-氟-2，4（1H，3H）-嘧啶二酮

英文化学名：5-Fluoro-2,4(1H,3H)-pyrimidinedione)（简称 5-FU）

结构特征：本品为尿嘧啶衍生物。

理化性质（稳定性）：本品为白色或类白色结晶或结晶性粉末，熔点 281～284℃（分解）。略溶于水，微溶于乙醇，不溶于氯仿。可溶于稀盐酸或氢氧化钠溶液。氟尿嘧啶在空气及水溶液中都非常稳定，在亚硫酸钠水溶液中较不稳定。首先亚硫酸氢根离子在氟尿嘧啶 C-5、C-6 双键上进行加成，形成 5-氟-5，6-二氢-6-磺酸尿嘧啶，其不稳定，若消去 SO_3H^- 或 F^-，则分别生成氟尿嘧啶和 6-磺酸基尿嘧啶。若在强碱中，则开环，最后生成 2-氟-3-脲丙烯酸和氟丙醛酸。

5-氟-5,6-二氢-
6-磺酸尿嘧啶
5-fluoro-5,6-dihydro-6-sulfouracil

6-磺酸基尿嘧啶
6-sulfouracil

2-氟-3-脲丙烯酸
2-fluoro-3-ureidoacrylic acid

氟丙醛酸
Fluoromalonalehydic acid

作用机制：尿嘧啶渗入肿瘤组织的速度较其他嘧啶快。由电子等排概念，以卤原子代替氢原子合成的卤代尿嘧啶衍生物中，以 5-FU 抗肿瘤作用最好。用氟原子取代尿嘧啶中的氢原子后，由于氟的原子半径和氢的原子半径相近，氟化物的体积与原化合物几乎相等，加之 C—F 键特别稳定，在代谢过程中不易分解，分子水平代替正常代谢物，因而是胸腺嘧啶合成酶（TS）抑制剂。5-FU 及其衍生物在体内首先转变成氟尿嘧啶脱氧核苷酸（FUDRP），与 TS 结合，再与辅酶 5，10-次甲基四氢叶酸作用，由于 C—F 键稳定，导致不能有效地合成胸腺嘧啶脱氧核苷酸（TDRP），使 TS 失活。从而抑制 DNA 的合成，最后肿瘤细胞死亡。

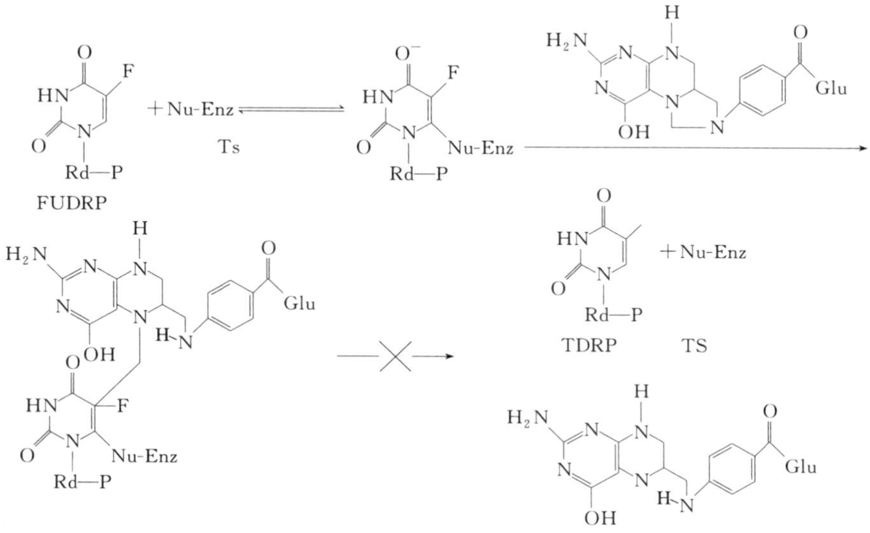

FUDRP $+$ Nu-Enz Ts

TDRP TS $+$ Nu-Enz

合成路线： 氟尿嘧啶的合成是用氯乙酸乙酯在乙酰胺中与无水氯化钾作用进行氯代，得氟乙酸乙酯，然后与甲酸乙酯缩合得氟代甲酰乙酸乙酯烯醇性钠盐，再与甲基异脲缩合成环，稀盐酸水解即得本品。

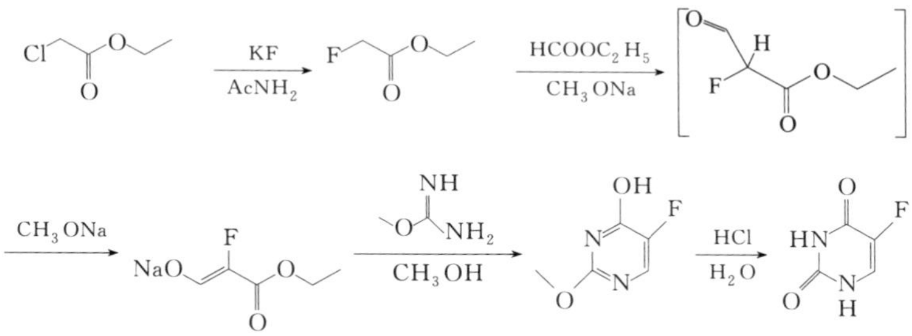

结构改造： 氟尿嘧啶的疗效虽好，但毒性也较大，可引起严重的消化道反应和骨髓抑制等副作用。为了降低毒性，提高疗效，研制了大量的衍生物。根据其结构特点，其分子中的 N' 是主要的修饰部位。

替加氟（Tegafur）和双呋氟尿嘧啶（Difuradin）分别为氟尿嘧啶的单四氢呋喃环和 1，3-双四氢呋喃环取代的衍生物，两者均是氟尿嘧啶的前药，在体内转化为氟尿嘧啶而发挥作用，作用特点和适应证与之相似，但毒性较低。

卡莫氟（Carmofur）也属于氟尿嘧啶的前体药物，进入体内后缓缓释放出 5-FU 而发挥抗肿瘤作用，抗瘤谱广，化疗指数高。临床上可用于胃癌、结肠癌、直肠癌、乳腺癌的治疗，特别是对结肠癌、直肠癌的疗效较高。

去氧氟尿苷（氟铁龙，Doxifluridine，5′-DFUR），在体内被嘧啶核苷磷酸化酶作用，转化成游离的氟尿嘧啶而发挥作用。这种酶的活性在肿瘤组织内较正常组织高，所以本品在肿瘤细胞内转化为 5-FU 的速度快，而对肿瘤具有选择性作用。主要用于胃癌、结肠癌、直肠癌、乳腺癌的治疗。

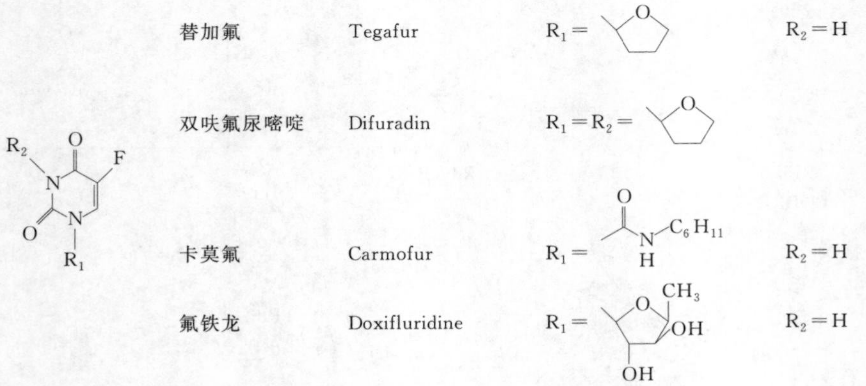

替加氟	Tegafur	$R_1 =$ 四氢呋喃基	$R_2 = H$
双呋氟尿嘧啶	Difuradin	$R_1 = R_2 =$ 四氢呋喃基	
卡莫氟	Carmofur	$R_1 =$ 含 C_6H_{11} 酰胺基	$R_2 = H$
氟铁龙	Doxifluridine	$R_1 =$ 含 CH_3、OH 糖基	$R_2 = H$

临床用途：本品抗瘤谱比较广，对绒毛膜上皮癌及恶性葡萄胎有显著疗效，对结肠癌、直肠癌、胃癌和乳腺癌、头颈部癌等有效，是治疗实体肿瘤的首选药物。

药物配伍：曾报告多种药物可在生物化学上影响氟尿嘧啶的抗癌作用或毒性，常见的药物包括甲氨喋呤、甲硝唑及四氢叶酸。与甲氨蝶呤合用，应先给甲氨蝶呤 4～6h 后再给予氟尿嘧啶，否则会减效。

2. 巯嘌呤　Mercaptopurine

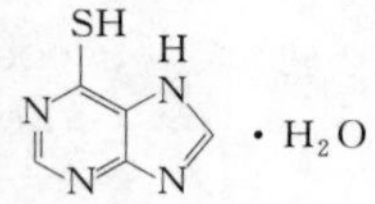

19. 巯嘌呤
学习视频

化学名：6-嘌呤硫醇水合物

英文化学名：Purine-6-thiol monohydrate（简称 6-MP）

结构特征：腺嘌呤和鸟嘌呤是 DNA 和 RNA 的重要组分，次黄嘌呤是腺嘌呤和鸟嘌呤生物合成的重要中间体。嘌呤类抗代谢物主要是次黄嘌呤和鸟嘌呤的衍生物。

理化性质（稳定性）：本品为黄色结晶性粉末，无臭，味微甜。极微溶于水和乙醇，几乎不溶于乙醚。遇光易变色。

作用机制：巯嘌呤为嘌呤类抗肿瘤药物，结构与黄嘌呤相似，在体内经酶促转变为有活性的 6-硫代次黄嘌呤核苷酸，抑制腺酰琥珀酸合成酶，阻止次黄嘌呤核苷酸（肌苷酸）转变为腺苷酸（AMP）；还可抑制肌苷酸脱氢酶，阻止肌苷酸氧化为黄嘌呤核苷酸，从而抑制 DNA 和 RNA 的合成。

合成路线：如图所示，巯嘌呤和磺巯嘌呤钠的合成都是以硫脲为起始原料，首先合成次黄嘌呤，然后硫代生成巯嘌呤。再用碘氧化生成二硫化物，它和亚硫酸钠作用得到一分子磺巯嘌呤钠和巯嘌呤。

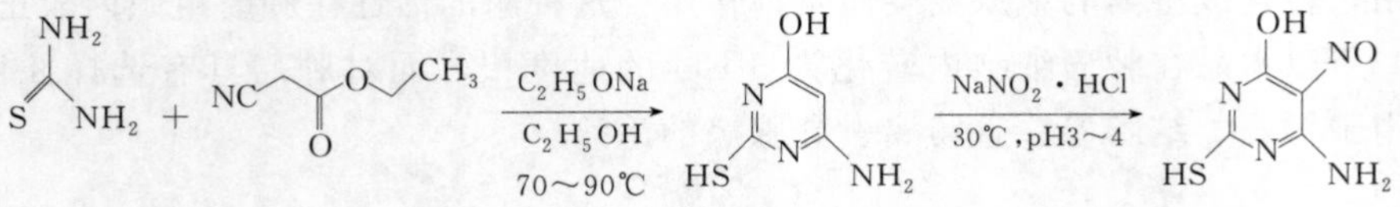

$$\xrightarrow[\text{42℃}]{\text{Na}_2\text{S}_2\text{O}_4,\text{NaOH}} \qquad \xrightarrow[\text{90}\sim\text{98℃}]{\text{Na}_2\text{CO}_3,\text{Ni}} \qquad \xrightarrow[\text{110℃}]{\text{HCOOH}}$$

$$\xrightarrow[\text{110℃}]{\text{P}_2\text{S}_5} \qquad \xrightarrow[\text{(O}_2)]{\text{I}_2} \qquad \xrightarrow[\text{H}_2\text{O}]{\text{Na}_2\text{SO}_3}$$

结构改造：根据 Mercaptopurine 在体内能抑制嘌呤核苷酸生物合成的原理，对鸟嘌呤的结构进行类似的改造，同样得到硫鸟嘌呤。

硫鸟嘌呤（Thioguanine，6-TG），化学名为 2-氨基-6 巯基嘌呤或 6-巯基鸟嘌呤。为淡黄色结晶性粉末。不溶于水和乙醇，溶于稀碱。在体内转化为硫代鸟嘌呤核苷酸（TGRP），阻止嘌呤核苷酸的相互转换，影响 DNA 和 RNA 的合成。更重要的是 TGRP 能掺入 DNA 和 RNA，使 DNA 不能复制。本品主要作用于 S 期，是细胞周期特异性药物。临床用于各类型白血病，与阿糖胞苷（Cytarabine）合用，可提高疗效。

喷司他汀（Pentostatin），本品为结晶性粉末，mp220～225℃，[α] + 73.0°（pH＝7）。本品对腺苷酸脱氨酶（ADA）具有强抑制作用。ADA 广泛存在于哺乳类组织细胞中，但在淋巴组织中活性最高，ADA 通过对腺苷酸和去氧腺苷酸（dAdO）的不可逆去氨基作用控制细胞内腺苷酸水平，从而抑制核苷酸还原酶，进而阻断 DNA 的合成。本品也可抑制 RNA 的合成，加剧 DNA 的损害。本品主要用于白血病的治疗。

硫鸟嘌呤　　　　喷司他汀

临床用途：可用于各种急性白血病的治疗，对绒毛膜上皮癌、恶性葡萄胎也有效。

药物配伍：与别嘌呤同时服用时，由于后者抑制了巯嘌呤的代谢，明显地增加巯嘌呤的效能与毒性；本品与对肝细胞有毒性的药物同时服用时，有增加肝细胞毒性的危险。

三、抗肿瘤的植物药有效成分及其衍生物

植物提取抗肿瘤药可分为：

分类	代表药物
喜树碱类	羟喜树碱
长春碱类	硫酸长春碱
紫杉醇类	紫杉醇

紫杉醇 Paclitaxel

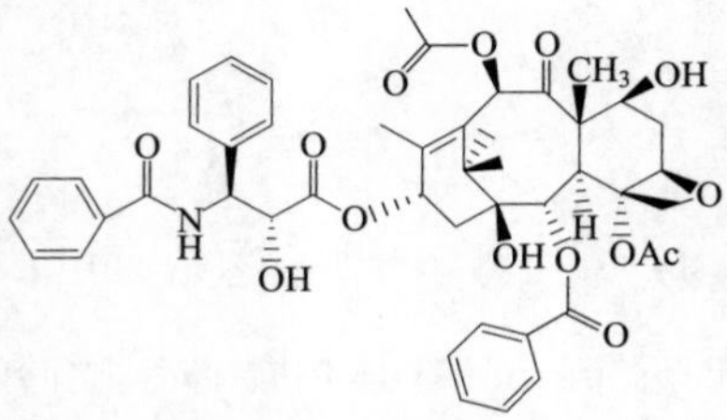

化学名：5β,20-环氧-1,2α,4,7β,10β,13α-六羟基紫杉烷-11-烯-9-酮-4,10-二乙酸酯-2-苯甲酸酯-13[(2′R,3′S)-N-苯甲酰-3-苯基异丝氨酸酯]

英文化学名：（aR，bS)-b-(Benzoylamino)-a-hydroxybenzenepropanoic acid (2aR，4S，4aS，6R，9S，11S，12S，12aR，12bS)-6,12b-bis（acetyloxy)-12-(benzoyloxy)-2a,3,4,4a,5,6,9,10,11,12,12a,12b-dodecahydro-4,11-dihydroxy-4a,8,13,13-tetramethyl-5-oxo-7,11-methano-1H-cyclodeca[3,4]benz [1,2-b]oxet-9-yl ester

理化性质：本品为白色针状结晶，难溶于水。化学结构为具有紫杉烷骨架的二萜类化合物，具有 12 个手性碳原子，有 3 个游离羟基。

构效关系：

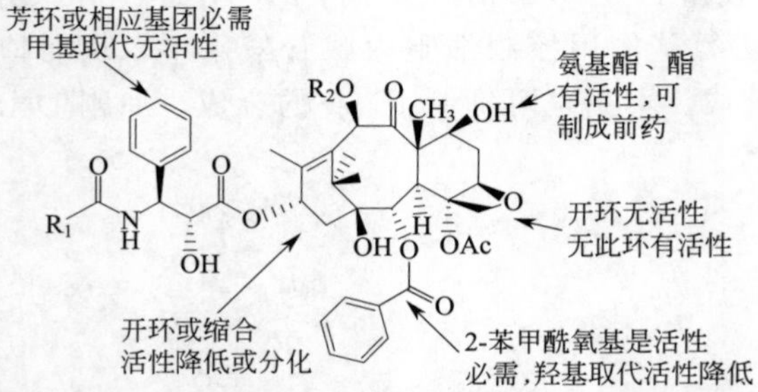

药物代谢：本品为水针剂，静脉注射后血浆内消除呈现二室模型，与血浆蛋白结合率为 95%～98%，胆汁中有其羟基化代谢物，仅有 5% 通过肾脏排出体外。

结构改造：紫杉醇面临两个主要问题，一是水溶性差（0.03mg/mL）；二是植物中含量低，剥去树皮后不能再生，虽有全合成路线，但步骤烦琐，成本昂贵，没有工业化应用价值。因此，一般通过生物转化和化学半合成的方法获得。

临床用途：紫杉醇对多数耐药患者有效，是重要的抗肿瘤药物。

药物配伍：许多药物（酮康唑、异搏定、安定、奎尼丁、地塞米松、环孢菌素、替尼泊苷、足叶乙甙、长春新碱）在体外可以抑制紫杉醇代谢为 6α-羟基紫杉醇，但是使用的浓度要超出体内正常的治疗剂量。睾酮、17α-炔雌二醇、视黄酸以及 CYP2C8 特异性抑制剂——橡黄素，在体外也能够抑制 6α-羟基紫杉醇的生成。

四、新型分子靶向抗肿瘤药物

新型分子靶向抗肿瘤药物（new antineoplastic agents for molecular targeted therapy）可分为：

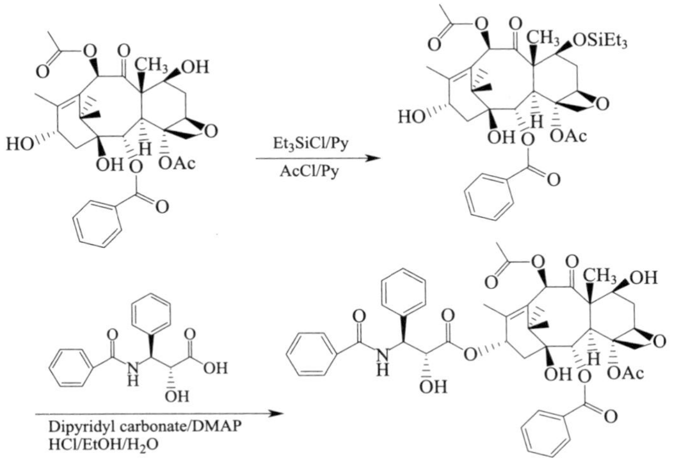

分类	代表药物
小分子激酶抑制剂	埃克替尼
蛋白酶体抑制剂	卡非佐米

埃克替尼 Icotinib

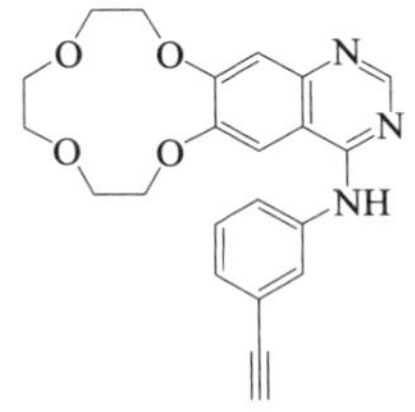

化学名：4-［（3-乙炔基-苯基）氨基］-6，7-苯-12-冠-4-喹唑啉

英文化学名：4-[(3-ethynylphenyl)amino]-6,7-benzo-12-crown-4-quinazoline

理化性质：埃克替尼是一种高效特异性的表皮生长因子受体络氨酸激酶抑制剂（EGFR-TKI），是中国第一个具有自主知识产权的小分子靶向抗癌新药，具有比吉非替尼更强的抗肿瘤活性。分子量为 391.43，沸点为 581℃。

药物代谢：埃克替尼主要通过 CYP2C19 和 CYP3A4 代谢，存在大约 29 种代谢物，其中 19 种 I 相代谢物，10 种 II 相代谢物，代谢过程如下图所示。

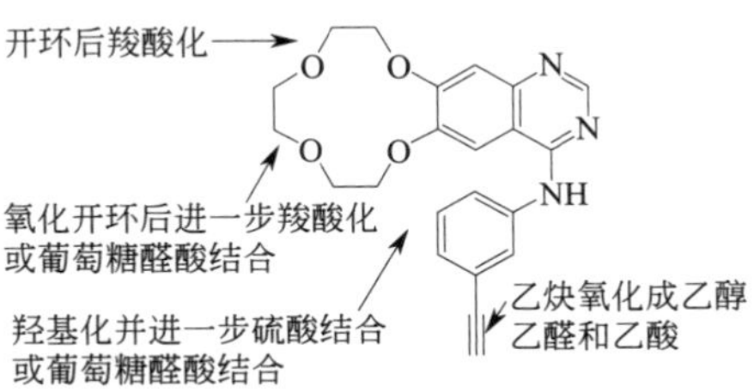

合成路线：

临床用途：晚期非小细胞肺癌的治疗。

药物配伍：目前埃克替尼尚未进行正式的药物相互作用研究。

20. 抗肿瘤药
辅助测试题

第七章　抗生素

一、β-内酰胺类抗生素

β-内酰胺类抗生素（β-lactam antibiotics）按照化学结构类型，可分为：

分类	代表药物
青霉素类	青霉素
头孢菌素类	头孢氨苄
β-内酰胺酶抑制剂和 非经典的 β-内酰胺类抗生素	克拉维酸钾、亚胺培南

1. 青霉素　Benzylpenicillin

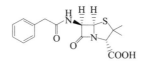

21. 青霉素
学习视频

化学名：（2S，5R，6R）-3，3-二甲基-6-（2-苯乙酰氨基）-7-氧代-4-硫杂-1-氮杂双环［3.2.0］庚烷-2-甲酸（又名盘尼西林、苄青霉素）

英文化学名：（2S，5R，6R）-3，3-dimethyl-6-（2-phenylacetamido）-7-oxo-4-thia-1-azabicyclo［3.2.0］heptane-2-carboxylic acid

结构特征：青霉素的立体结构和结构特征分析如下。

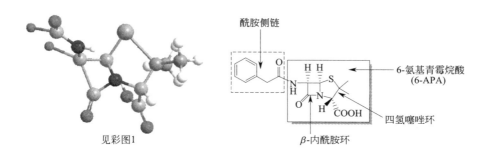

见彩图1

（1）青霉素是由 β-内酰胺环骈合四氢噻唑环，β-内酰胺环的 α 位连接一个酰胺侧链。

（2）β-内酰胺环与稠合环不共平面，青霉素和头孢菌素类分别沿 C-5 和 N-1 折叠。

（3）除单环 β-内酰胺环外，与 N 相邻的碳原子（2 位）连有一个羧基。

（4）β-内酰胺类抗生素抗菌活性与旋光性密切相关。青霉素类有 3 个手性碳原子，绝对构型为 2S、5R、6R。

理化性质：

（1）弱酸性（$pK_a = 2.65 \sim 2.70$），不溶于水，可溶于有机溶剂。由于青霉素不能口服，只能注射，为增强其水溶性，临床上常用其钠盐、钾盐或普鲁卡因盐。青霉素钠（或钾）盐为白色结晶性粉末，味微苦，有吸湿性。

（2）不稳定性。青霉素类化合物的母核是由四元的 β-内酰胺环和五元的四氢噻唑环骈合而成，两环的张力都比较大；另外，青霉素结构中的 β-内酰胺环中的羰基和氮原子的孤对电子不能共轭，易受到亲核性或亲电性试剂的进攻，使 β-内酰胺环破裂。

在不同条件下，青霉素会发生不同的变化：

① 在强酸条件或二氯化汞作用下，发生裂解，生成青霉酸和青霉醛酸。青霉醛酸不稳定，释放出二氧化碳，生成青霉醛。

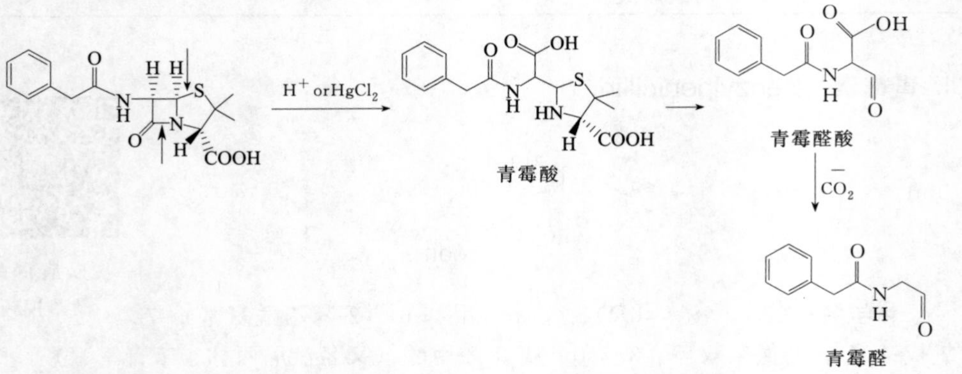

② 在稀酸溶液中（pH＝4.0）室温条件下，侧链上羰基氧原子的孤对电子作为亲核试剂进攻 β-内酰胺环，生成中间体，再经历重排生成青霉二酸，青霉二酸进一步分解生成青霉胺和青霉醛。

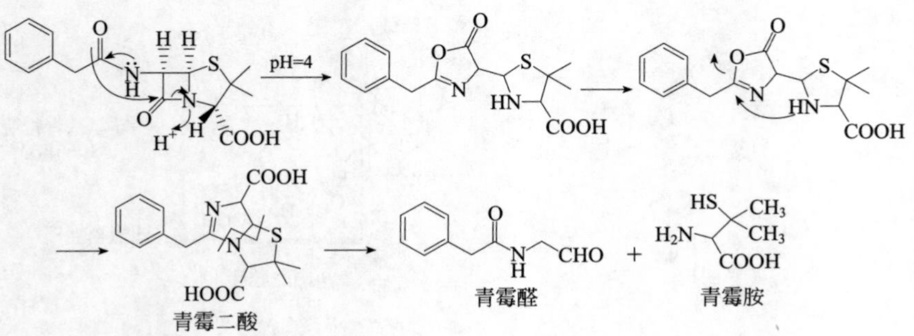

③ 在碱性条件下，或在某些酶（如 β-内酰胺酶）的作用下，碱性基团或酶中亲核性基团向 β-内酰胺环进攻，生成青霉酸，加热后失去二氧化碳，生成青霉噻唑酸，遇二氯化汞进一步分解生成青霉醛和青霉胺。

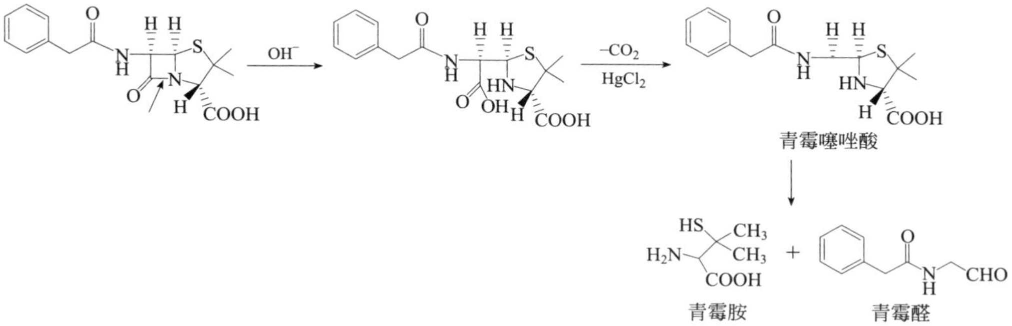

青霉噻唑酸

青霉胺 + 青霉醛

④ 遇到胺或醇时，胺或醇也可以进攻 β-内酰胺环，生成青霉酰胺或青霉酸酯。

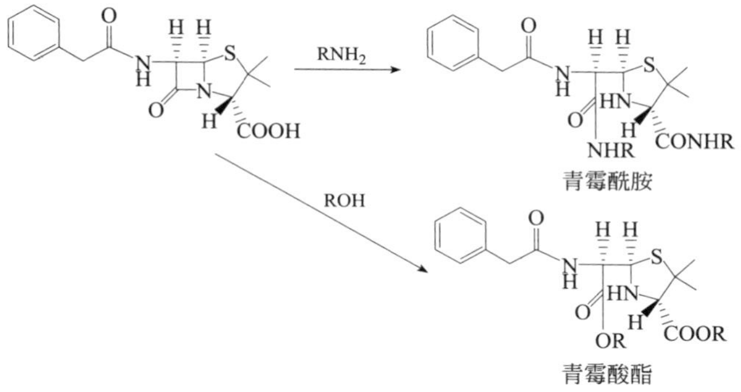

青霉酰胺

青霉酸酯

作用机制： β-内酰胺类药物的作用靶标是细菌的细胞壁。抑制细菌胞壁粘肽合成酶（青霉素结合蛋白 PBPs）细菌胞壁缺损，水分渗入胞浆，菌体膨胀破裂死亡。哺乳动物的细胞没有细胞壁，不受这些药物的影响。

由于哺乳动物细胞无细胞壁，因而 β-内酰胺类抗生素对哺乳动物无影响，其作用具有较高的选择性。

临床用途： 治疗革兰氏阳性菌（如链球菌、葡萄球菌等）所引起的局部或者全身感染。氯霉素、红霉素、四环素类、磺胺类可干扰青霉素活性，本品与重金属（铜、锌、汞等）呈配伍禁忌，与氨基糖苷类抗生素同瓶滴注可导致两者抗菌活性降低。

存在的缺陷：

（1）不耐酸，不耐碱，故而不能口服给药。

（2）不耐酶，易产生耐药性。青霉素使用一段时间后，发现抗菌作用下降。主要原因是金葡萄球菌或其他一些细菌产生一种叫 β-内酰胺酶的物质，这种酶能使 β-内酰胺环开环降解，失去抗菌活性。这也是细菌对青霉素产生耐药性的原因。

（3）抗菌谱窄。由于 G^+ 菌等敏感菌的细胞壁主要由粘肽组成，如图 1，而 G^- 菌的胞壁外膜为脂蛋白，青霉素不能透过故不敏感。因此青霉素临床主要用于革兰氏阳性菌（如链球菌、葡萄球菌、肺炎球菌）引起的全身或严重的局部感染，

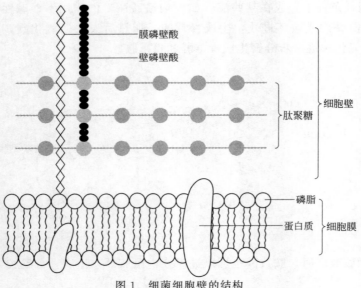

图 1　细菌细胞壁的结构

也是治疗梅毒、淋病的特效药。但对大多数的阴性菌无效，可见其抗菌谱较窄。

（4）易发生过敏反应。青霉素的过敏反应发生率居各类药物之首，青霉素本身并不引起过敏反应，造成过敏反应的是青霉素中所含的一些杂质。引起过敏反应的过敏原有两种，即外源性和内源性过敏原。外源性过敏原是在青霉素的生产过程中，由于青霉素的裂解生成青霉素噻唑酸，与蛋白质结合形成抗原而致敏；内源性过敏原是青霉素生产、储存和使用过程中 β-内酰胺环开环自身聚合产生的高聚物。因此提高药品质量，降低多聚物，是减少青霉素过敏反应的途径之一。

由于不同侧链的青霉素类抗生素都能形成相同的抗原决定簇青霉噻唑基，因此青霉素在临床中经常发生交叉过敏反应，使用前需严格按要求进行皮试。

构效关系：

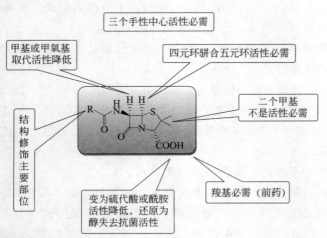

合成路线（衍生化）：

以青霉素为原料，从发酵液中用化学裂解或青霉素酰化酶酶解得到 6-氨基青霉烷酸（6-APA）为原料，与相应的侧链酸进行缩合制得。

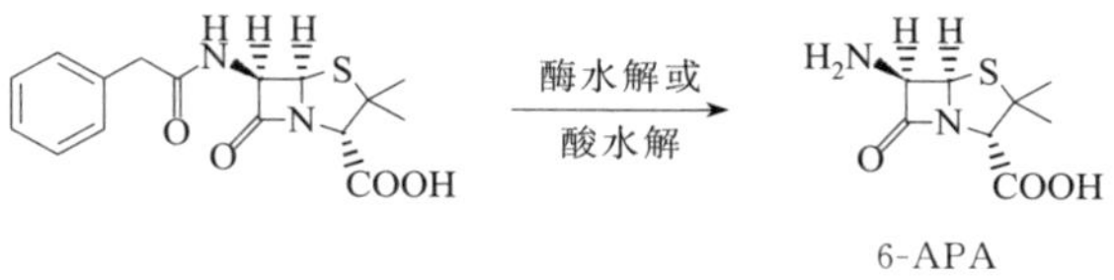

常用的半合成青霉素方法包括以下几种：

（1）酰氯法　将侧链酸制成酰氯，在低温、中性或近中性（pH＝6.5～7.0）的条件下进行。

（2）酸酐法　将侧链酸制成酸酐或混合酸酐来进行反应。

（3）缩合剂法　以侧链酸和 6-APA 为原料，N，N'-二环己碳亚胺（DCC）或 1-（3-二甲氨基丙基）-3-乙基碳二亚胺盐酸盐（EDCI）为缩合剂催化反应进行。为了提高缩合效率，DCC 常与 4-二甲氨基吡啶（DMAP）合用，而 EDCI 一般与 1-羟基苯并三唑（HOBt）合用；由于 EDCI 反应后生成的脲是可溶性的，易于分离，因此，目前在药物合成中常用 EDCI/HOBt 作为缩合剂。

半合成青霉素的合成路线：

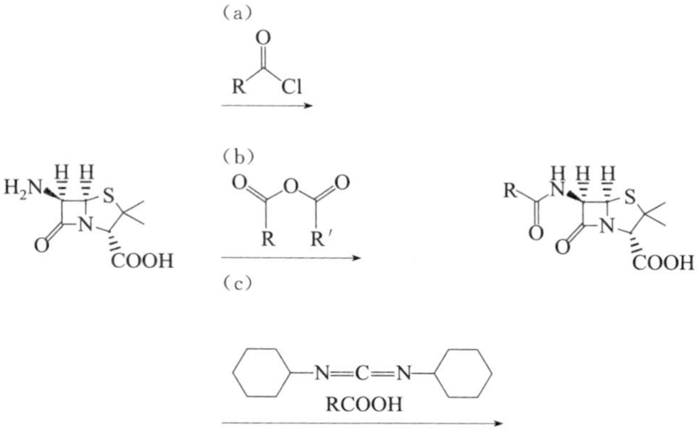

临床上半合成青霉素衍生物都使用其钠盐或钾盐，由于内酰胺环对碱不稳定，因此若采用氢氧化钠或氢氧化钾成盐反应必须十分小心。对于对碱不太稳定的半合成青霉素可通过与有机酸盐（如醋酸钠）反应成盐。

结构改造：

针对天然青霉素的缺点，半合成青霉素的改造方向主要有三个，分别是耐酸，耐酶和广谱。

（1）耐酸青霉素　在所有的天然青霉素类化合物中，青霉素 V 侧链引入电负性氧，阻止了侧链羰基电子向 β-内酰胺环的转移，增加了对酸的稳定性，所以比较稳定，不易被胃酸破坏，可供口服。

由于青霉素 V 的发现，人们对耐酸性的青霉素的结构特征有了比较充分的认识。在青霉素酰胺侧链的 α-碳原子上引入吸电子基团，降低羰基上氧的电子云密度，阻碍了青霉素的电子位移，所以对酸稳定。本类药物有非萘西林（苯氧乙基青霉素）、丙匹西林和阿度西林等。

青霉素 V

非奈西林

CH₃

丙匹西林

N₃

阿度西林

R=

（2）耐酶青霉素　青霉素形成耐药性的原因是受 β-内酰胺酶的进攻，导致 β-内酰胺环开环分解。在改造青霉素的过程中发现三苯甲基青霉素，其抗菌作用低，但对 β-内酰胺酶非常稳定。可能是由于三苯甲基有较大的空间位阻，可以阻止酶的进攻，从而保护分子中的 β-内酰胺环。

按照这种思路，在酰胺侧链引入大空间位阻基团，设计了一系列耐酶的青霉素。其中甲氧西林是在临床上使用的第一个耐酶青霉素，苯上两个甲氧基，可阻止药物与青霉素酶的相互作用。

三苯甲基青霉素

OCH₃

甲氧西林

OCH₃

R=

萘夫西林

OC₂H₅

应用生物电子等排原理，以杂环异噁唑取代甲氧西林的苯环，杂环3位和5位分别以苯基和甲基取代，得到苯唑西林。其中苯基兼具吸电子和空间位阻的作用，因此该化合物具有双重功效。苯唑西林是第一个耐酸耐酶青霉素，这是半合成青霉素研究的一大进展。但苯唑西林的血药浓度低，经结构修饰，在苯环的邻位引入卤素，可使耐酶、耐酸性能提高，如氯唑西林和氟氯西林，不仅可提高血药浓度，抗菌活性增强，且利于口服。其抗菌谱类似苯唑西林，有耐葡萄球菌所产生的 β-内酰胺酶能力，用于葡萄球菌所致的各种组织感染。

苯唑西林	R₁=H R₂=H
氯唑西林	R₁=H R₂=Cl
氟氯西林	R₁=F R₂=Cl
双氯西林	R₁=Cl R₂=Cl

（3）广谱青霉素　1948年从头孢霉菌的发酵液中分离得到，发现阿地西林（PN）对于 G⁺ 菌的作用弱于青霉素（PG），但对 G⁻ 菌的作用强于 PG。

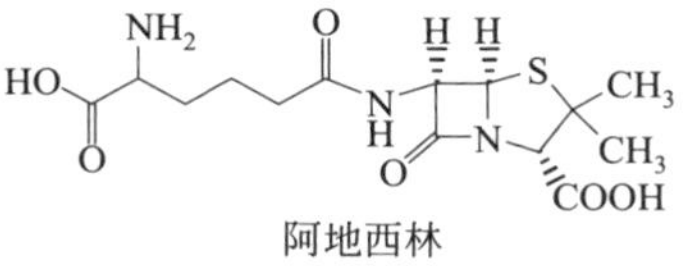

阿地西林

构效关系的研究中发现，在 6 位侧链羰基的 α 位引入极性大的取代基，如—NH$_2$、—COOH 及—SO$_3$H 基等亲水性基团，由于改变了分子极性，使药物容易透过细菌细胞膜，故可以扩大抗菌谱。如氨苄西林，由于侧链 α-氨基的引入改变了分子极性，使其对革兰氏阳性菌、革兰氏阴性菌都有强效。氨苄西林口服效果差，它的衍生物阿莫西林口服吸收好。羧苄西林、磺苄西林除了对革兰氏阴性菌有效外，对铜绿假单胞菌和变形杆菌也有较强的作用，而且发现基团的亲水性越强，作用越强，并能增强对青霉素结合蛋白的亲和力。

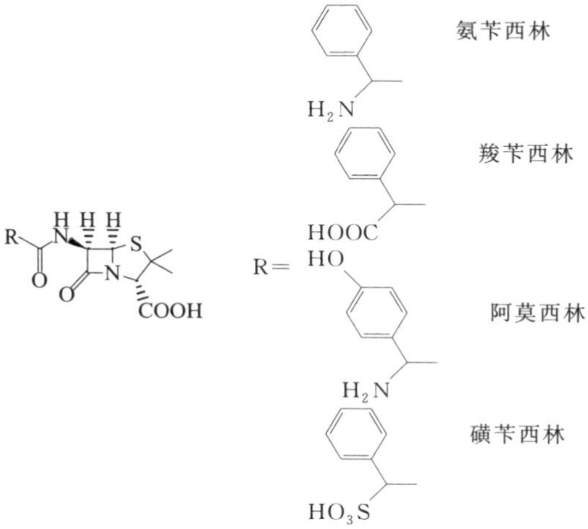

氨苄西林

羧苄西林

R=

阿莫西林

磺苄西林

2. 头孢氨苄　Cefalexin

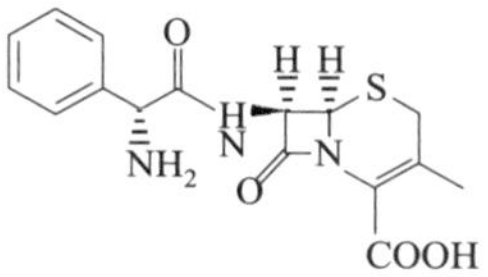

化学名：（6R,7R)-3-甲基-7-[（R)-2-氨基-2-苯乙酰氨基]-8-氧代-5-硫杂-1-氮杂双环[4.2.0]辛-2-烯-2-甲酸一水合物

英文化学名：（6R,7R)-7-[[（2R)-amino-2-phenylacetyl]amino]-3-methyl-8-oxo-5-thia-1-azabicyclo[4.2.0]oct-2-ene-2-carboxylic acid monohydrate

结构特征：

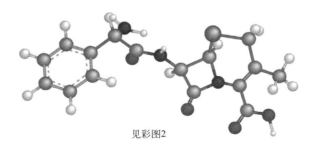

见彩图2

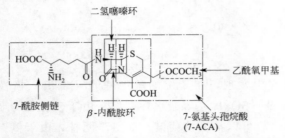

理化性质（稳定性）：从结构上看，头孢氨苄的母核是四元的 β-内酰胺环与六元的氢化噻嗪环骈合而成。由于"四元环骈六元环"的稠合体系受到的环张力比青霉素母核的环张力小，另外头孢氨苄分子结构中 C-2～C-3 的双键可与 N-1 的未共用电子对共轭，因此头孢氨苄比青霉素类更稳定。

作用机制：同青霉素类。

构效关系：

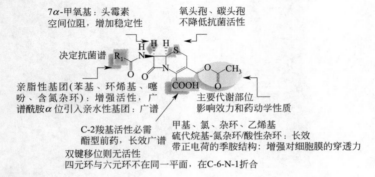

合成路线：

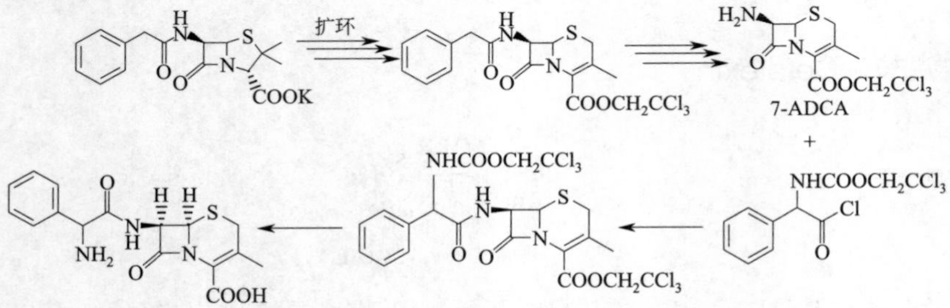

结构改造：

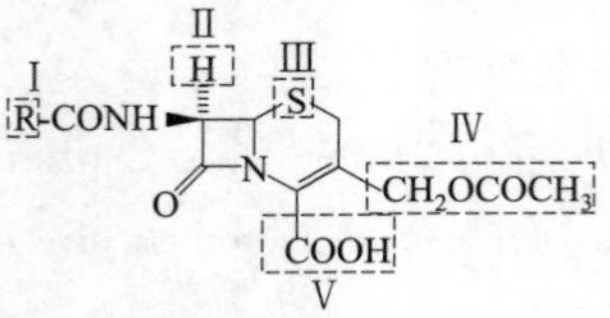

Ⅰ.7-酰胺基部分是抗菌谱的决定基团；

Ⅱ.7α 位立体障碍基团的引入可增加药物对酶的稳定性；

Ⅲ.1 位的硫原子的改变可影响抗菌活力；

Ⅳ.3 位基团的改变,可提高抗菌活性,影响药代性质；

Ⅴ.2 位羧基是活性的必需基团。

与青霉素类的比较：

四元环骈六元环的稠合体系,环张力比青霉素母核的环张力小；$C_2 = C_3$ 可与

N-1 的未共用电子对共轭,因此头孢菌素类比青霉素类更稳定。

以侧链(R)为主的各异的抗原决定簇,只要侧链(R)不同就不可能发生交叉过敏反应。

临床用途:第一代口服头孢菌素,用于敏感菌所致感染的治疗。对 G^+ 菌抗菌效果好,G^- 菌抗菌效果差。

药物配伍:与考来烯胺(消胆胺)合用时,可使头孢氨苄的平均血药峰浓度降低。丙磺舒可延迟本品的肾排泄,也有报告认为丙磺舒可增加本品在胆汁中的排泄。

3. 阿莫西林　Amoxicillin

化学名:(2S,5R,6R)-3,3-二甲基-6-[(R)-(-)-2-氨基-2-(4-羟基苯基)乙酰氨基]-7-氧代-4-硫杂-1-氮杂双环[3.2.0]庚烷-2-甲酸三水合物（又名羟氨苄青霉素）

英文化学名:(2S,5R,6R)-6-[[(R)-(-)-2-amino-2-(4-hydroxyphenyl)acetyl]amino]-3,3-dimethyl-7-oxo-4-thia-1-azabicyclo[3.2.0]heptane-2-carboxylic acid trihydrate.

结构特征:侧链为对羟基苯甘氨酸,有一个手性碳原子,临床用其右旋体,即 R-构型。

理化性质（稳定性）:结构中含有酸性的羧基、弱酸性的酚羟基和碱性的氨基,水溶液在 pH＝6 时比较稳定。链中游离的氨基具有亲核性,可以直接进攻 β-内酰胺环的羰基,引起聚合反应。

临床用途:对革兰氏阴性菌如淋球菌、流感杆菌、百日咳杆菌、大肠杆菌、布氏杆菌等的作用较强,但易产生耐药性。临床上主要用于泌尿系统、呼吸系统、胆道等的感染。

药物配伍:丙磺舒竞争性地减少本品的肾小管分泌,两者同时应用可引起阿莫西林血药浓度升高、半衰期延长。

4. 克拉维酸钾　Clavulanate Potassium

化学名:(Z)-(2R,5R)-3-(2-羟亚乙基)-7-氧代-4-氧杂-1-氮杂双环[3.2.0]庚烷-2-甲酸钾(又称棒酸)

英文化学名:potassium(Z)-(2R,5R)-3-(2-hydroxy ethylidene)-7-oxo-4-oxa-1-azabicyclo[3.2.0]hep-tane-2-caroxylate

结构特征:β-内酰胺和氢化异噁唑骈合而成;sp^2 杂化的碳原子,形成乙烯基醚结构;C-6 无酰胺侧链存在,更易与酶结合。

作用机制:第一个用于临床的 β-内酰胺酶抑制剂。克拉维酸的环张力比青霉素大得多,更易受 β-内酰胺酶的进攻,使 β-内酰胺酶失活。

临床用途：抗菌活性微弱，单独使用无效，常与青霉素类药物联合应用以提高疗效。临床上使用克拉维酸和阿莫西林组成复方制剂称为奥格门汀，可使阿莫西林增效 130 倍。

　　药物配伍：本品可延长出血时间及凝血酶原时间，故接受抗凝治疗的患者使用本品应慎重。与其他广谱抗生素一样，本品与口服避孕药合用可降低后者药效。

5. 舒巴坦　Sulbactam

　　化学名：3,3-二甲基-7-氧代-4-硫杂-1-氮杂双环［3.2.0］庚烷-4,4-二氧化-2-羧酸

　　英文化学名：3,3-dimethyl-4,4,7-trioxo-4λ-thia-1-azabicyclo［3.2.0］heptane-2-carboxylate

　　结构特征：由 β-内酰胺环与一个五元噻唑环相连，噻唑环的硫原子被氧化成砜的化合物，又称青霉烷砜。

　　作用机制：不可逆竞争性 β-内酰胺酶抑制剂。β-内酰胺酶上的亲核基团先使 β-内酰胺环开环，最终形成无活性的化合物。当抑制剂去除后，酶的活性也不能恢复。

　　临床用途：通常与青霉素类及头孢菌素类药物合用，加强了抗菌活力。如与氨苄西林合用，可用于治疗对氨苄西林耐药的金黄色葡萄球菌、脆弱拟杆菌、肺炎杆菌、普通变形杆菌引起的感染。

　　药物配伍：丙磺舒可减少舒巴坦和氨苄西林经肾的排泄，所以与后两者合用时将增高舒巴坦和氨苄西林血药浓度；别嘌醇与氨苄西林合用可使皮疹反应发生率增高；舒巴坦/氨苄西林亦不能与双硫仑合用。

6. 亚胺培南　Imipenem

　　化学名：（5R,6S)-6-［（1R)-1-羟乙基 1-3]-［2-((亚氨基甲基)氨基)乙硫基]-7-氧代-1-氮杂双环[3.2.0]庚-2-烯-2-羧酸一水合物

　　英文化学名：［5R,6S]-6-[(R)-1-hydroxyethyl]-3-(2-iminom-ethylaminoethyl-thio)-7-oxo-1-azabicyclo［3.2.0]hepta-2-ene-2-carboxylic acid monohydrate

　　结构特征：碳青霉烯类 β-内酰胺抗生素。

　　理化性质（稳定性）：为沙纳霉素的氨基上亚胺甲基取代的衍生物，化学稳定性增加，对大多数 β-内酰胺酶高度稳定。

　　作用机制：抑制细胞壁生物合成。

　　临床用途：抗菌活性和抑酶作用均比沙纳霉素强，对革兰氏阳性菌、阴性菌和厌氧菌有广泛的抗菌活性，尤其对铜绿假单胞菌、耐甲氧西林金黄色葡萄球菌（MRSA）及粪球菌有显著的抗菌活性。

　　药物配伍：亚胺培南-西司他丁（Imipenem-Cilastatin），临床常用亚胺培南与

西司他丁的复合制剂（1∶1）。已有使用更昔洛韦和本品静脉滴注于病人引起癫痫发作的报道。对于这种情况除非其益处大于危险，否则不应配伍使用。

7. 氨曲南　Aztreonam

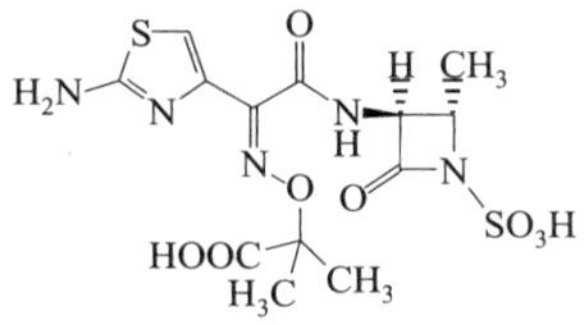

化学名：［2S-［2α,3β(3(Z))］]-2-［［［1-(2-氨基-4-噻唑基)-2-［(2-甲基-4-氧代-1-羟磺酰基-3-氮杂环丁烷基)氨基]-2-氧代亚乙基]氨基]氧代]-2-甲基丙酸

英文化学名：［2S-［2α,3β(3(Z))］]-2-［［［1-(2-amino-4-thiazolyl)-2-［(2-meth-yl-4-oxo-1-sulfo-3-azetidinyl) amino]-2-oxoethylidene] amino] oxy]-2-methyl-pro-panoic acid

结构特征：第一个全合成单环 β-内酰胺类抗生素。改变了人们认为 β-内酰胺环不与另一个环骈合就没有抗菌活性的观点；在 N 原子上连有强吸电子磺酸基团有利于 β-内酰胺环打开；C-2 位的 α-甲基可以增加氨曲南对 β-内酰胺酶的稳定性；在 C-3 上加入一个非天然的氨噻唑基。

理化性质（稳定性）：对酸碱都比较稳定，这是天然 β-内酰胺类抗生素不具备的特点。

临床用途：对需氧的革兰氏阴性菌包括铜绿假单胞菌有很强的活性，临床用于呼吸道感染、尿路感染、软组织感染、败血症等，疗效良好。

药物配伍：本品与氨基糖苷类（庆大霉素、妥布霉素、阿米卡星等）联合对绿脓杆菌、不动杆菌、沙雷杆菌、克雷白杆菌、普鲁威登菌、肠杆菌属、大肠杆菌、摩根杆菌等起协同抗菌作用。本品与头孢西丁在体外与体内起拮抗作用。

二、四环素类抗生素

四环素　Tetracycline

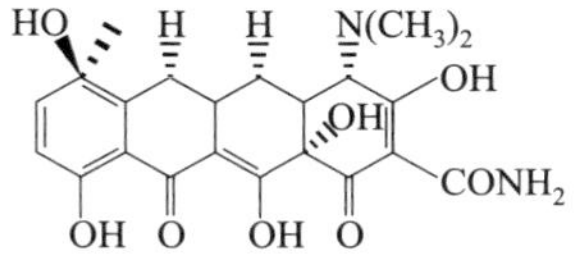

化学名：［4S-(4α,4aα,5aα,6β,12aα)]-4-(二甲氨基)-1,4,4a,5,5a,6,11,12a-八氢-3,6,10,12,12a-五羟基-6-甲基-1,11-二氧代-并四苯-2-甲酰胺

英文化学名：

［4S-(4α,4aα,5aα,6β,12aα)]-4-dimethylamino-1,4,4a,5,5a,6,11,12a-octa-hydro-3,6,10,12,12a-pentahydroxy-6-methyl-1,11-dioxo-2-naphthacenecarboxam-ide

结构特征：十二氢化并四苯。

理化性质（稳定性）：两性化合物。

（1）酸性 pH＜2 条件下，脱水、反式消除，生成橙黄色脱水物。

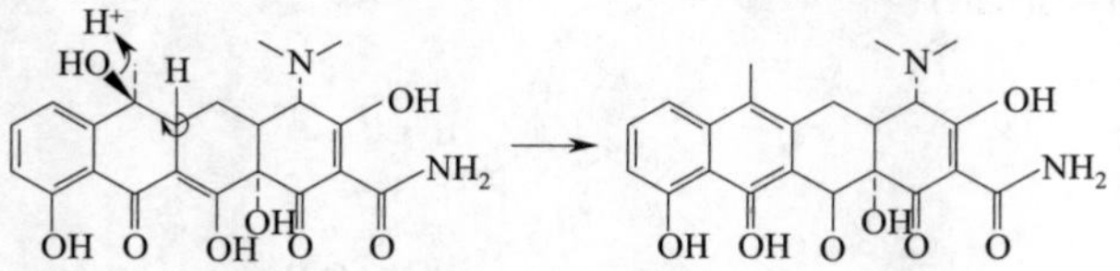

（2）酸性 pH＝2～6 条件下，发生差向异构化，生成 4-差向四环素。

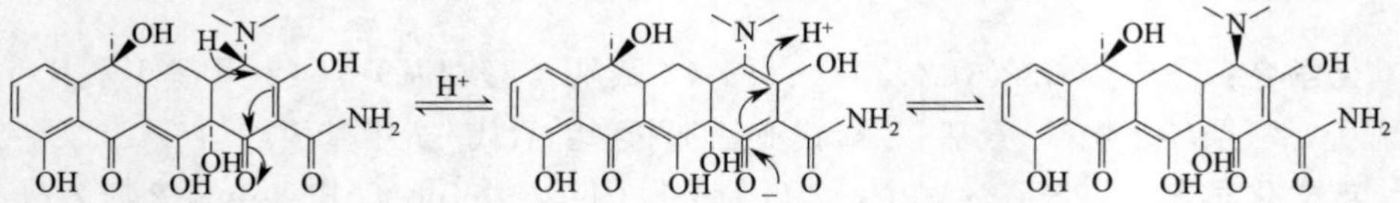

（3）碱性条件下，发生分子内亲核进攻，生成内酯。

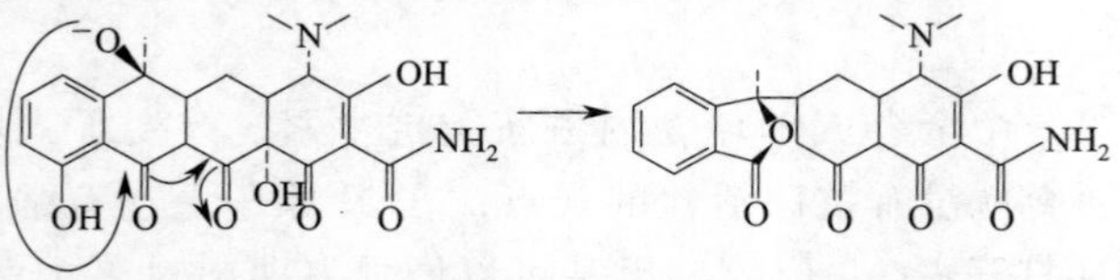

（4）与多种金属离子形成不溶性螯合物，如"四环素牙"的由来。

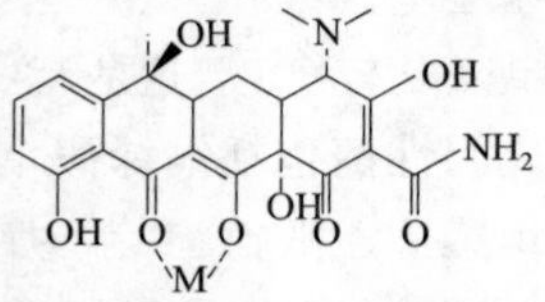

作用机制：作用于细菌的 30S 核糖体而干扰细菌蛋白质的生物合成。

结构改造：一方面以增强其在酸性、碱性条件下的稳定性，另一方面倾向于解决这类抗生素的耐药问题。

临床用途：用于各种革兰氏阴性菌和革兰氏阳性菌引起的感染。与全身麻醉药甲氧氟烷合用时，可增强其肾毒性；与强利尿药呋塞米等药物合用时可加重肾功能损害；降血脂药考来烯胺或考来替泊可影响本品的吸收，必须间隔数小时分开服用。缺点是具有严重的耐药性；不良反应比较多。

药物配伍：服用本品后 1～3h 内不应服用制酸药。另外，含钙、镁、铁等金属离子的药物，可与本品形成不溶性络合物，使本品吸收减少。

三、大环内酯类抗生素

红霉素　Erythromycin

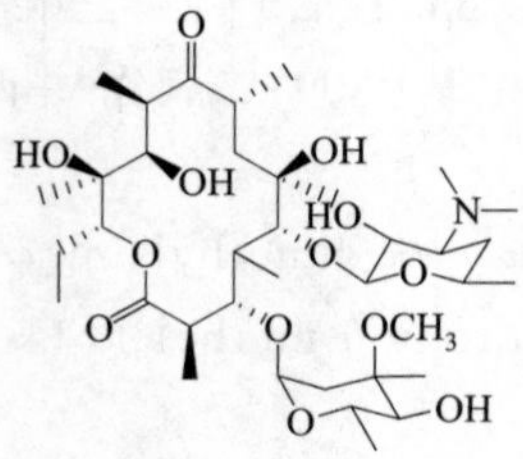

化学名：（2R，3S，4S，5R，6R，8R，10R，11R，12S，13R）-5-[（3-氨基-3,4,6-三脱氧-N,N-二甲基-β-D-吡喃木糖基）氧]-3-[（2,6-二脱氧-3-C,3-O-二甲基-α-L-吡喃糖基）氧]-13-乙基-6,11,12-三羟基-2,4,6,8,10,12-六甲基-9-氧代十三烷-13-内酯

英文化学名：{（2R，3S，4S，5R，6R，8R，10R，11R，12S，13R）-5-（3-amino-3,4,6-trideoxy-N,N-dimethyl-β-D-xylo-hexopyranosyloxy）-3-（2,6-dideoxy-3-C,3-O-dimethyl-α-L-ribo-hexopyranosyloxy）-13-ethyl-6,11,12-trihydroxy-2,4,6,8,10,12-hexamethyl-9-oxotridecan-13-lactone }

结构特征：

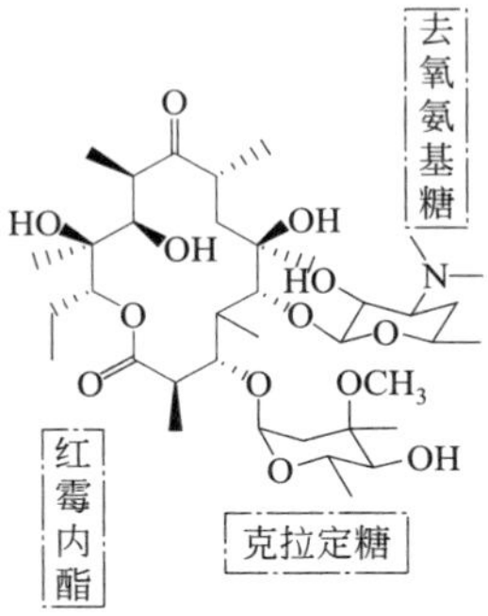

14 元大环，无双键；偶数碳上有六个甲基，9 位羰基，C-3、C-5、C-6、C-11、C-12 共有五个羟基，C-3 与去氧氨基糖相连，C-5 与克拉定糖相连。

理化性质（稳定性）：对酸不稳定，酸性条件下主要先发生 C-9 羰基和 C-6 羟基的脱水环合，导致进一步反应而失活。

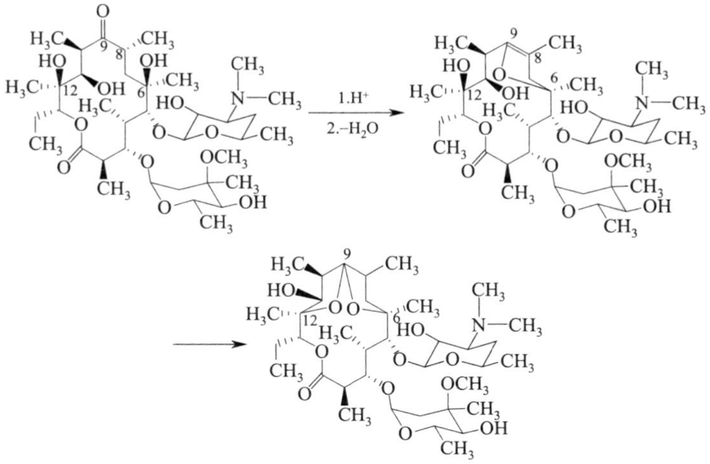

作用机制：抑制细菌蛋白质的合成。

体内代谢：口服后生物利用度差。

结构改造：红霉素水溶性较小，只能口服，在酸中都不稳定，易被胃酸破坏。为了增加水溶性，用红霉素与乳糖醛酸成盐；或羟基酰化，制成酯类前药。

临床用途：耐药的金黄色葡萄球菌和溶血性链球菌引起感染的首选药。不与麦角胺、二氢麦角胺、溴隐亭、特非那定、酮康唑及西沙必利配伍。

药物配伍：如与其他药物同时使用可能会发生药物相互作用，详情请咨询医（药）师。

四、氨基糖苷类抗生素

1. 阿奇霉素　Azithromycin

化学名：（2R，3S，4R，5R，8R，10R，11R，12S，13S，14R)-13-[（2,6-二脱氧-3-C-甲基-3-O-甲基-α-L-核己吡喃核糖基）氧]-2-乙基-3,4,10-三羟基-3,5,6,8,10,12,14-七甲基-11-[[3,4,6-三脱氧-3-(二甲氨基)-β-D-己吡喃糖基]氧]-1-氧杂-6-氮杂环十五烷-15-酮

英文化学名：（2R，3S，4R，5R，8R，10R，11R，12S，13S，14R)-13-[（2,6-Dideoxy-3-C-methyl-3-O-methyl-α-L-ribo-hexopyranosyl）oxy]-2-ethyl-3,4,10-trihydroxy-3,5,6,8,10,12,14-heptamethyl-11-[[3,4,6-trideoxy-3-(dimethylamino)-β-D-xylo-hexopyranosyl]oxy]-1-oxa-6-azacyclopentadecan-15-one

结构特征：将红霉素肟经贝克曼重排（Beckmann rearrangement）后得到扩环产物，再经将氮原子引入到大环内酯骨架中制得第一个环内含氮的十五元环的大环内酯红霉素衍生物。

理化性质（稳定性）：含氮十五元环化合物具有更强的碱性。

临床用途：对许多革兰氏阴性菌有较大活性，在组织中可用于多种病原性微生物所致的感染特别是性传染疾病。

药物配伍：那非那韦稳态时，联合使用单剂阿奇霉素口服，可使阿奇霉素血药浓度升高。虽然与那非那韦合用时无需调整阿奇霉素剂量，但必须密切监测阿奇霉素已知的副作用如肝酶异常和听力损害。

2. 链霉素　Streptomycin

化学名：O-2-甲氨基-2-脱氧-α-L-葡吡喃糖基-（1→2）-O-5-脱氧-3-C-甲酰基-α-L-来苏呋喃糖基-（1→4）-N，N'-二脒基-D-链霉胺

英文化学名：O-2-Deoxy-2-(methylamino)-α-L-glucopyranosyl-(1 → 2)-O-

5-deoxy-3-*C*-formyl-*α*-L-lyxofuranosyl-（1 → 4）-*N*，*N'*-bis（aminoiminomethyl）-D-streptamine

结构特征：第一个氨基糖苷类抗生素。

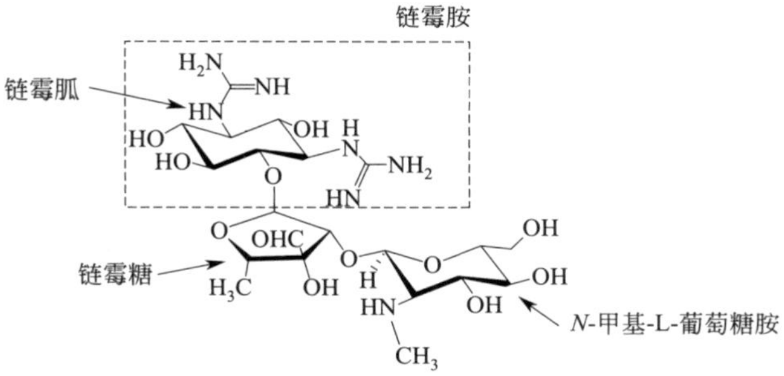

理化性质（稳定性）：本品含苷键，在酸性和碱性条件下容易水解失效。在碱性溶液中迅速完全水解；在酸性条件下分步水解，先水解生成链霉胍和链霉双糖胺，后者进一步水解生成链霉糖和 *N*-甲基葡萄糖胺。

鉴别：

（1）麦芽酚反应

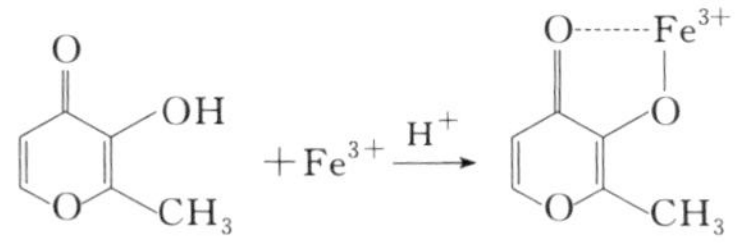

（2）坂口反应　加氢氧化钠试液，水解生成的链霉胍与 8-羟基喹啉乙醇液和次溴酸钠试液反应，显橙红色。

作用机制：作用于细菌的 30S 核糖体而干扰细菌蛋白质的生物合成。

临床用途：治疗各种结核病，特别是对结核性脑膜炎和急性浸润性肺结核有很好的疗效。本品与其他氨基糖苷类联用可产生耳毒性，与头孢噻吩或头孢唑林联用可产生肾毒性，与多黏菌素类注射剂联用可增加肾毒性和神经肌肉阻滞作用。

缺点是对第八对脑神经有损害，可引起永久性耳聋，对儿童毒性更大。耐药性，需要与其他合成抗结核药物联用。

药物配伍：本品与其他氨基糖苷类合用或先后连续局部或全身应用，可增加其产生耳毒性、肾毒性以及神经肌肉阻滞作用的可能性。本品与神经肌肉阻断药合用，可加重神经肌肉阻滞作用。

五、氯霉素类抗生素

氯霉素　Chloramphenicol

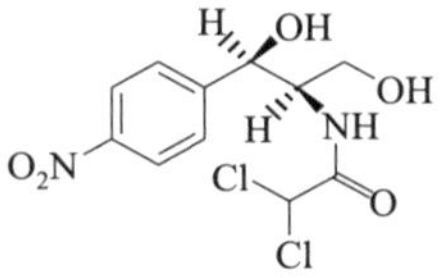

化学名：2,2-二氯-*N*-［(1*R*,2*R*)-1,3-二羟基-1-(4-硝基苯基)丙烷-2-基］乙酰胺

英文化学名：2,2-dichloro-N-[(1R,2R)-1,3-dihydroxy-1-(4-nitrophenyl)propan-2-yl]acetamide

结构特征：两个手性碳原子，四个旋光异构体，其中 1R 和 2R 抗菌活性最强。

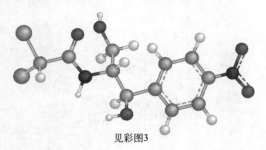

见彩图3

理化性质（稳定性）：稳定，能耐热，干燥状态下可保持抗菌活性 5 年以上。芳香硝基经氯化钙和锌粉还原成羟胺衍生物，在乙酸钠存在下与苯甲酰氯进行苯甲酰化，生成物在弱酸性溶液中与高铁离子形成紫红色的络合物。

作用机制：作用于细胞核糖体 50S 亚基，能特异性地阻止 mRNA 与核糖体结合。

构效关系：

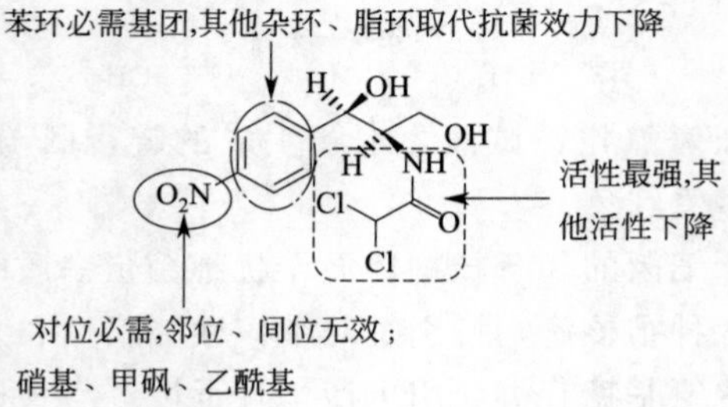

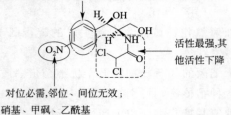

合成路线：

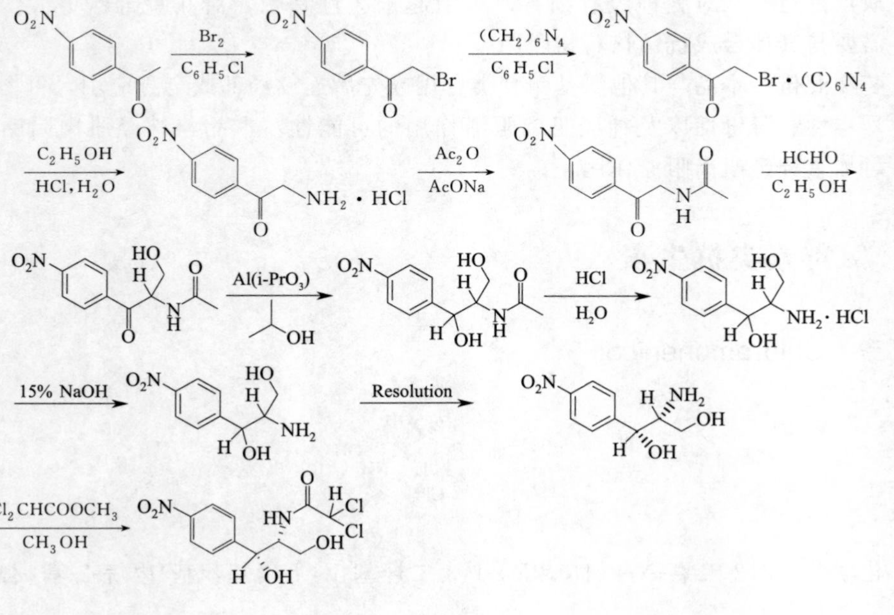

O_2N—C_6H_4—C(=O)CH_3
$\xrightarrow[\text{C}_6\text{H}_5\text{Cl}]{\text{Br}_2}$
O_2N—C_6H_4—C(=O)CH_2Br
$\xrightarrow[\text{C}_6\text{H}_5\text{Cl}]{(\text{CH}_2)_6\text{N}_4}$
O_2N—C_6H_4—C(=O)CH_2Br · (C)_6N_4

$\xrightarrow[\text{HCl,H}_2\text{O}]{\text{C}_2\text{H}_5\text{OH}}$
O_2N—C_6H_4—C(=O)CH_2NH_2·HCl
$\xrightarrow[\text{AcONa}]{\text{Ac}_2\text{O}}$
O_2N—C_6H_4—C(=O)CH_2NHAc
$\xrightarrow[\text{C}_2\text{H}_5\text{OH}]{\text{HCHO}}$

$\xrightarrow[\text{iPrOH}]{\text{Al(i-PrO}_3)}$
$\xrightarrow[\text{H}_2\text{O}]{\text{HCl}}$

$\xrightarrow{\text{15\% NaOH}}$
$\xrightarrow{\text{Resolution}}$

$\xrightarrow[\text{CH}_3\text{OH}]{\text{Cl}_2\text{CHCOOCH}_3}$

结构改造：为了避免苦味，增强抗菌活性，延长作用时间或减少毒性，合成氯霉素的酯类和类似物。

临床用途：控制伤寒、副伤寒、斑疹伤寒的首选药。

药物配伍：与林可霉素类或红霉素类等大环内酯类抗生素合用可发生拮抗作用，因此不宜联合应用。

22. 抗生素辅助测试题

第八章　化学治疗药

一、磺胺类药物及抗菌增效剂

磺胺类药物及抗菌增效剂（antimicrobial sulfonamides and antibacterial syner-ists）可分为：

分类	代表药物
磺胺类抗菌药	磺胺嘧啶、磺胺醋酰钠、磺胺甲噁唑
抗菌增效剂	甲氧苄啶

1. 磺胺嘧啶　Sulfadiazine，SD

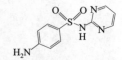

23. 磺胺嘧啶
学习视频

化学名：*N*-2-嘧啶基-4-氨基苯磺酰胺

英文化学名：4-amino-*N*-2-pyrimidinyl benzenesulfonamide

理化性质：本品为白色结晶粉末，不溶于三氯甲烷，可溶于稀盐酸和强碱。磺胺嘧啶钠盐水溶液能吸收二氧化碳，析出沉淀。mp 255～256℃。

药物代谢：本品口服易吸收，分布于全身组织和体液中，代谢较慢，半衰期一般为12h左右。

临床用途：抗菌作用和疗效都较好，对溶血性链球菌、脑膜炎双球菌、肺炎球菌等均有抑制作用。血药浓度较高，是治疗和预防流行性脑膜炎的首选药物。由于其毒副作用较低，至今在临床上仍占有重要的地位。

药物配伍：合用尿碱化药可增加本品在碱性尿中的溶解度，使排泄增多。不能与对氨基苯甲酸同用，对氨基苯甲酸可代替本品被细菌摄取，两者相互拮抗。也不宜与含对氨苯甲酰基的局麻药如普鲁卡因、苯佐卡因、丁卡因等合用。

2. 磺胺醋酰钠　Sulfacetamide Sodium，SA-Na

化学名：*N*-[(4-氨基苯基)-磺酰基]-乙酰胺钠盐-水合物

英文化学名：*N*-(4-aminobenzenesulphonyl)acetamide sodium salt

理化性质：本品为白色结晶粉末，无臭，味微苦。在水中易溶，在乙醇中略溶。

临床用途：水溶性好，可做成滴眼剂，用于治疗沙眼、结膜炎和角膜炎；水溶液近中性，局部应用几乎无刺激性，穿透力强。

药物配伍：如正使用其他药品，使用本品前请咨询医（药）师。

3. 磺胺甲噁唑　Sulfamethoxazole，SMZ

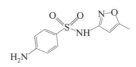

24. 复方新诺明学习视频

化学名：*N*-(5-甲基-3-异噁唑基)-4-氨基苯磺酰胺（又名新诺明）

英文化学名：*N*-(5-methyl-3-isoxazolyl)-sulfanilamide

理化性质：本品为白色结晶粉末，不溶于水，易溶于稀盐酸和氢氧化钠。mp 168～172℃。

药物代谢：磺胺甲噁唑口服易吸收，能透过胎盘进入胎儿循环，因此孕期及哺乳期妇女慎用。

临床用途：本品主要用于尿路感染、呼吸道感染等。与甲氧苄啶联用作用增强，是目前临床上应用较广的磺胺类药物。

药物配伍：合用尿碱化药可增加本品在碱性尿中的溶解度，使排泄增多。不能与对氨基苯甲酸合用，对氨基苯甲酸可代替本品被细菌摄取，两者相互拮抗。

4. 甲氧苄啶　Trimethoprim，TMP

化学名：5-[(3,4,5-三甲氧基苯基)-甲基]-2,4-嘧啶二胺（又名甲氧苄胺嘧啶）

英文化学名：5-(3,4,5-trimethoxybenzyl)pyrimidine-2,4-diyldiamine

理化性质：本品为白色结晶粉末，微溶于乙醇，易溶于乙酸，不溶于水。mp 199～203℃。

药物代谢：本品口服可迅速吸收，分布于全身组织和体液中，大部分以原药由尿液排出。

合成路线：

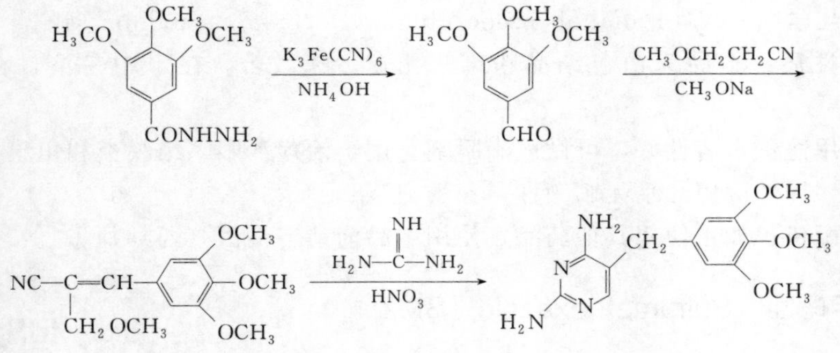

临床用途：本品对革兰氏阳性菌和阴性菌均有广泛的抑制作用，与磺胺类药物合用可使其抗菌作用增强数倍至数十倍，甚至有杀菌作用。还可增强多种抗生素的抗菌作用。

药物配伍：骨髓抑制剂与本品合用时发生白细胞、血小板减少的机会增多；本品不宜与抗肿瘤药、2,4-二氨基嘧啶类药物同时应用，也不宜在应用其他叶酸拮抗药治疗时应用本品，因为有产生骨髓再生不良或巨幼红细胞贫血的可能；与环孢素合用可增加肾毒性。

二、喹诺酮类抗菌药

1. 诺氟沙星　Norfloxacin

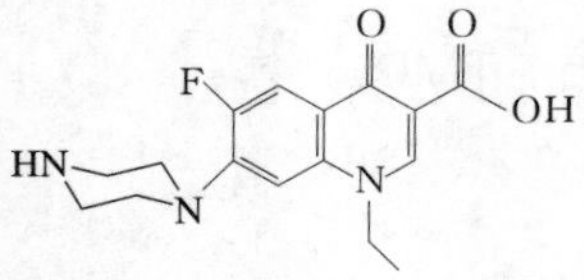

化学名：1-乙基-6-氟-4-氧代-1,4-二氢-7-(1-哌嗪基)-3-喹啉羧酸

英文化学名：1-ethyl-6-fluoro-7-piperazino-4-oxo-1,4-dihydro-quinoline-car-boxylic acid

理化性质：本品为类白色结晶粉末。微溶于水或乙醇，易溶于醋酸或氢氧化钠中。喹诺酮类药物生理 pH 值下主要是以两性离子形式存在。喹诺酮类药物具有的3-羧酸-4-酮结构极易和二价或三价的金属离子如钙、铁等形成螯合物，对未成熟关节软骨具有毒性作用，16 岁以下禁用。

药物代谢：空腹时口服吸收迅速但不完全，广泛分布于各组织和体液中。

合成路线：

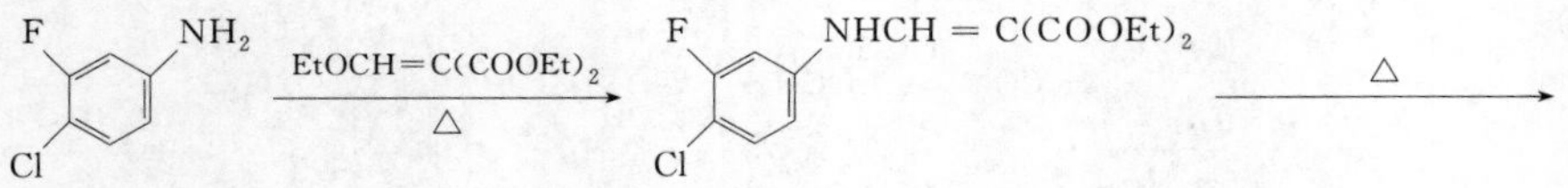

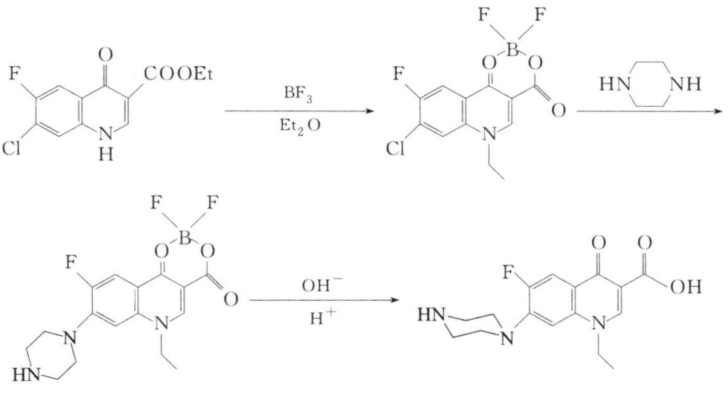

临床用途：抗菌谱广，对 G$^+$ 菌和 G$^-$ 菌都有较强的抑制作用且不易产生耐药性。主要用于敏感菌所致泌尿道、胃肠道等感染。

药物配伍：尿碱化剂可减少本品在尿中的溶解度，导致结晶尿和肾毒性。

2. 环丙沙星　Ciprofloxacin

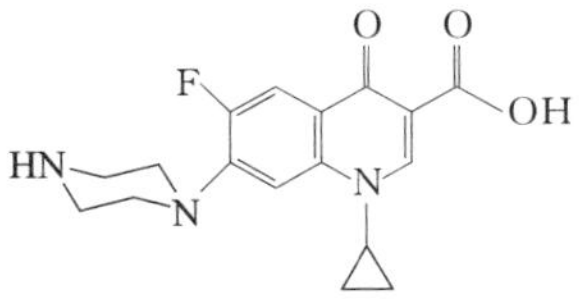

化学名：1-环丙基-6-氟-1,4-二氢-4-氧代-7-(1-哌嗪基)-3-喹啉羧酸

英文化学名：1-cyclopropyl-6-fluoro-1，4-dihydro-4-oxo-7-(1-piperazinyl)-3-quinolinecarboxylic acid

理化性质：白色或者微黄色结晶粉末。可溶于水，不溶于三氯甲烷。mp 255～257℃。

药物代谢：本品口服生物利用度约为 50％，药物吸收后广泛分布于体内。

合成路线：

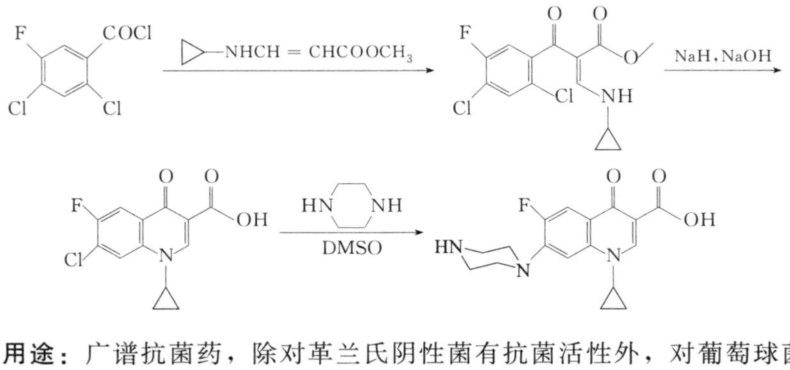

临床用途：广谱抗菌药，除对革兰氏阴性菌有抗菌活性外，对葡萄球菌、分枝杆菌、沙眼衣原体、人型支原体等亦具抑制作用。

药物配伍：同诺氟沙星。

3. 左氧氟沙星　Levofloxacin

化学名：(S)-(-)-9-氟-2,3-二氢-3-甲基-10-(4-甲基-1-哌嗪基)-7-氧代-7H-吡啶并[1,2,3-de]-[1,4]苯并噁嗪-6-羧酸半水合物

英文化学名：(S)-9-Fluoro-2,3-dihydro-3-methyl-10-(4-methyl-1-piperazinyl)-7-oxo-7H-pyrido(1,2,3-de)-1,4-benzoxazine-6-carboxylic acid hemi hydrate

理化性质：本品为黄色结晶性粉末。微溶于水，易溶于乙酸。

结构特征：本品结构中含有一个手性碳原子，左氧氟沙星的抗菌作用大于其右旋异构体约 100 倍。左氧氟沙星活性是其消旋体氧氟沙星的 2 倍，水溶性是氧氟沙星的 8 倍，更易制成注射剂。

药物代谢：口服吸收迅速且分布广泛，毒副作用小。

临床用途：抗菌谱广，抗菌活性强，临床上主要用于革兰氏阴性菌所致的呼吸系统、泌尿系统、消化系统、生殖系统感染等。

药物配伍：本品不能与多价金属离子如镁、钙等溶液在同一输液管中使用。避免与茶碱同时使用。如需同时应用，应监测茶碱的血药浓度，据以调整剂量。

三、抗结核药

抗结核药（tuberculostatic）根据化学结构，可分为：

分类	代表药物
合成抗结核药物	异烟肼、盐酸乙胺丁醇
抗结核抗生素	利福平

1. 异烟肼　Isoniazid

化学名：4-吡啶甲酰肼

英文化学名：4-pyridinecarboxylic acid hydrazide

理化性质：本品为白色结晶性粉末，遇光变质，易溶于水。mp 170～173℃。

结构特征：（1）异烟肼分子中有酰肼结构，可水解生成异烟酸和肼。光、温度、pH、重金属离子等可使水解加速。游离肼的毒性大，变质后不可再供药用。

（2）本品在碱性溶液中，在有氧气或金属离子存在时，可分解产生异烟酸盐、异烟酰胺及二异烟酰双肼等。

（3）分子中含有肼的结构，具还原性，可发生银镜反应。

体内代谢：

（1）异烟肼口服后吸收迅速，并建议空腹服药。

（2）主要代谢物为 N-乙酰异烟肼，无活性。

（3）乙酰肼可以形成引起肝坏死的乙酰肝蛋白。

合成路线：

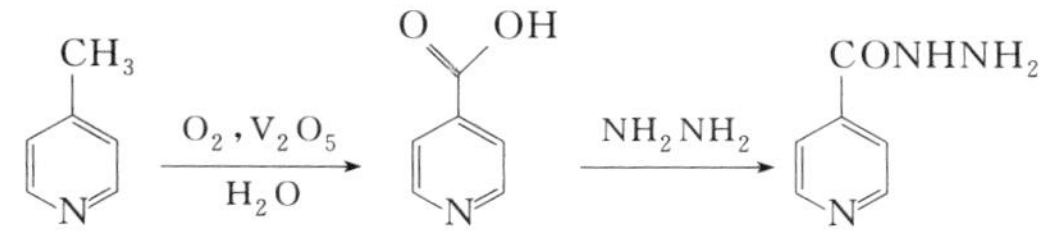

临床用途：本品是抗结核病的首选药物之一。对结核杆菌具有强大的抑制和杀灭作用，特别适用于结核性脑膜炎。与其他抗结核药合用具有协同作用，减少耐药性。

药物配伍：服用异烟肼时每日饮酒，易引起本品诱发的肝脏毒性反应，并加速异烟肼的代谢，因此需调整异烟肼的剂量，并密切观察肝毒性征象。

2. 盐酸乙胺丁醇　Ethambutol Hydrochloride

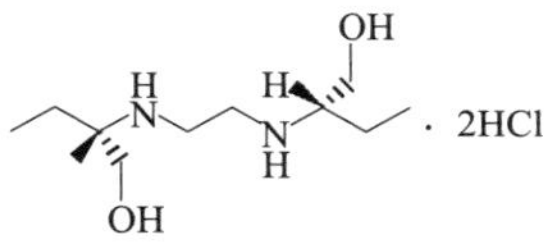

化学名：$[2R,2[S$-$(R^*,R^*)]$-$R]$-$(+)2,2'$-$(1,2$-乙二基二亚氨基$)$-双-1-丁醇二盐酸盐

英文化学名：$[2R,2[S$-$(R^*,R^*)]$-$R]$-$(+)2,2'$-$(1,2$-ethanediyldiimino$)$bis-1-butanol

结构特征：2个手性碳原子，临床上用其右旋体（活性为左旋体的 200～500 倍）。

体内代谢：本品在体内两个羟基氧化代谢为醛，进一步氧化成酸，原药随尿排出体外。

临床用途：主要用于治疗对异烟肼、链霉素有耐药性的结核杆菌引起的结核病。多与异烟肼、链霉素合用。

药物配伍：与乙硫异烟胺合用可增加本品不良反应；与氢氧化铝同用能减少本品吸收；与神经毒性药物合用可增加本品神经毒性，如视神经炎。

3. 利福平　Rifampin

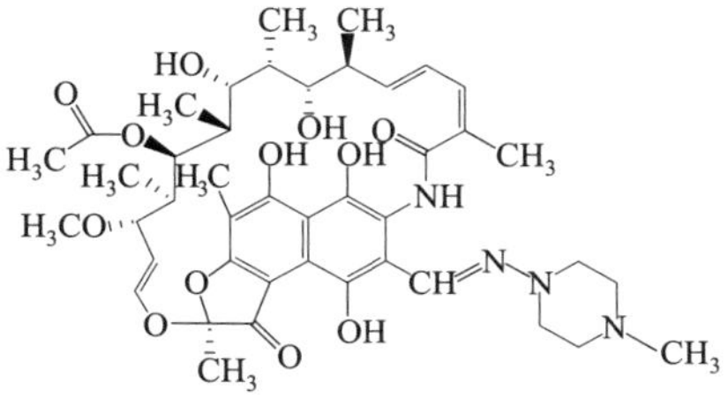

化学名：3-[[（4-甲基-1-哌嗪基）亚氨基]甲基]-利福霉素

英文化学名：3-[[(4-methyl-1-piperazinyl)imino]methyl]-rifamycin

理化性质：本品为红色结晶性粉末，无臭无味。难溶于水，易溶于三氯甲烷。

结构特点：由 27 个碳原子组成的大环内酰胺，环内有一个萘环（平面性芳香核）并与一立体脂肪链相连成桥环。其中萘环为 1，4-萘二酚结构，抑制结核杆菌的 RNA 聚合酶。

体内代谢：在肠道中被迅速吸收，需空腹服用。由于代谢物具有色素基团，因而尿液、粪便、唾液、泪液、痰液及汗液常呈橘红色。

临床用途：本品为半合成广谱抗菌药，对多种病原微生物均有抗菌活性。

药物配伍：饮酒可致利福平肝毒性发生率增加，并增加利福平的代谢，需调整利福平剂量，并密切观察患者有无肝毒性出现。对氨基水杨酸盐可影响本品的吸收，导致其血药浓度减低；如必须联合应用时，两者服用间隔至少 6h。

四、抗真菌药

抗真菌药（antifungal drug）根据化学结构，可分为：

分类	代表药物
抗真菌抗生素	制霉菌素
唑类抗真菌药物	克霉唑
其他抗真菌药物	萘替芬

1. 克霉唑　Clotrimazole

化学名：1-[(2-氯苯基)二苯甲基]咪唑

英文化学名：1-[(2-chlorophenyl)diphenylmethyl]imidazole

理化性质：白色结晶性粉末，溶于无水乙醇、氯仿，几乎不溶于水。

临床用途：广谱抗真菌药，主要用于治疗皮肤念珠菌感染、黏膜念珠菌感染、阴道念珠菌感染所致的阴道炎，对滴虫性阴道炎也有效。

药物代谢：口服或静脉注射给药时，在体内很快代谢失活，仅外用。

药物配伍：与其他药物没有已知的相互作用。

2. 氟康唑　Fluconazole

化学名： α-(2,4-二氟苯基)- α-(1H-1,2,4-三唑-1-基甲基)-1H-1,2,4-三唑-1-基乙醇

英文化学名： α-(2,4-difluorophenyl)-α-(1H-1,2,4,-triazol-1-ylmethyl)-1H-1,2,4-triazole-1-ethanol

理化性质： 本品为白色结晶性粉末，易溶于甲醇，微溶于二氯甲烷、水和乙醇，不溶于乙醚。

药物代谢： 本品口服吸收达 90% 以上，需空腹服药，在尿液中以原药排泄。

合成路线：

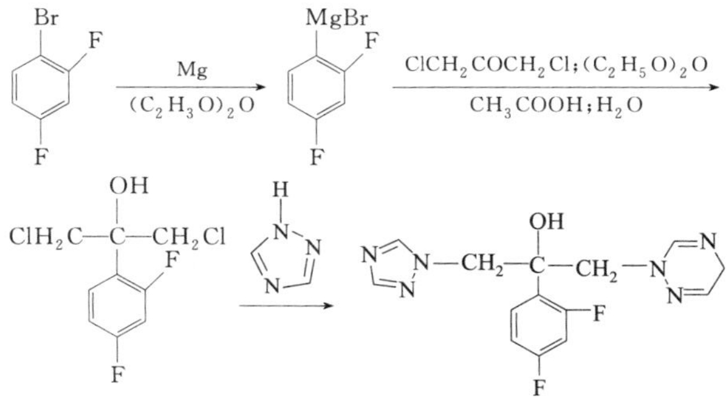

临床用途： 三唑类广谱抗真菌药，口服吸收好，生物利用度高，可穿透中枢。

药物配伍： 本品禁忌与西沙比利、特非那定、阿司咪唑、匹莫齐特、奎尼丁、红霉素等药物联合使用。

五、抗病毒药

抗病毒药（antiviral drug）根据其作用的靶标部位，可分为：

分类	代表药物
抑制病毒复制初始时期的药物	金刚烷胺
干扰病毒核酸复制的药物	阿昔洛韦
抗艾滋病药物	齐多夫定

1. 阿昔洛韦　Aciclovir

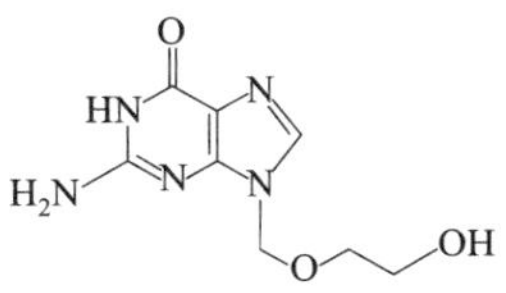

化学名： 9-(2-羟乙氧基甲基) 鸟嘌呤

英文化学名： 2-amino-1,9-dihydro-9-[(2-hydroxyethoxy) methyl]-6H-purin-6-one

理化性质： 本品为白色结晶粉末，微溶于水。mp 256～257℃。

药物代谢： 本品口服生物利用度较低，药物以原药形式随尿液排出。长期使用

会产生耐药性。

合成路线：

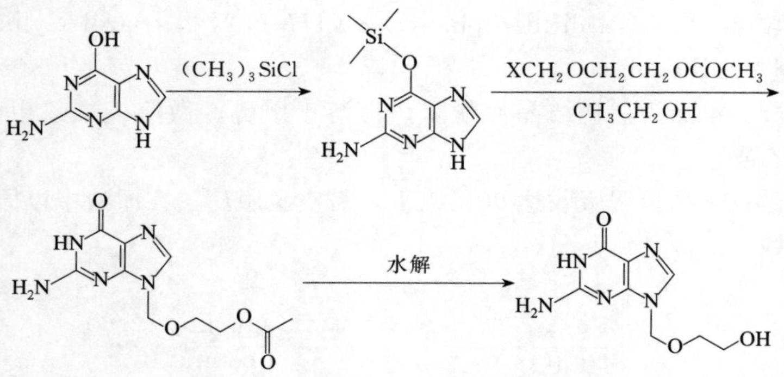

临床用途： 第一个上市的开环的核苷类似物，现已作为抗疱疹病毒的首选药物。只在感染的细胞中才发挥干扰病毒 DNA 合成的作用。

药物配伍： 与齐多夫定合用可引起肾毒性，表现为深度昏睡和疲劳。

2. 利巴韦林　Ribavirin

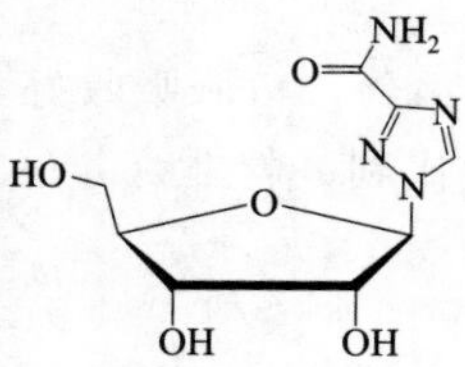

化学名： 1-β-D-呋喃核糖-1H-1,2,4-三氮唑-3-羟酰胺

英文化学名： 1-β-D-ribofuranosyl-1H-1,2,4-triazole-3-carboxamide

理化性质： 本品为白色结晶粉末，易溶于水。常温下稳定。mp174～176℃。

药物代谢： 本品口服或吸入给药，吸收迅速且完全。在肝脏代谢，代谢产物均有显著的抗病毒活性。

合成路线：

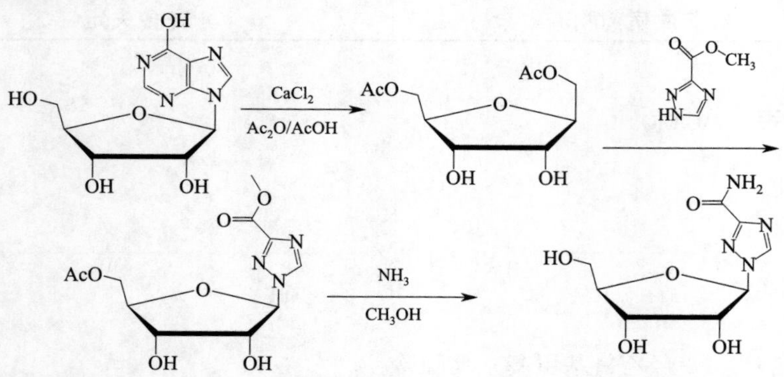

临床用途： 本品为广谱抗病毒药，对 RNA 病毒和 DNA 病毒都有活性，可用于治疗麻疹、水痘、腮腺炎等，还可抑制免疫缺陷病毒（HIV）感染者出现的艾滋病前期症状。

药物配伍： 本品与齐多夫定同用时有拮抗作用，因本品可抑制齐多夫定转变成活性型的磷酸齐多夫定。

3. 齐多夫定　Zidovudine

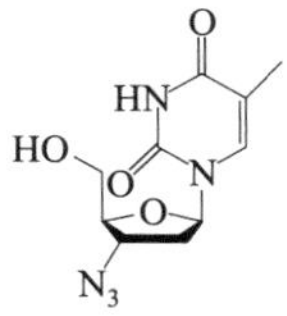

化学名：3′-叠氮-3′-脱氧胸腺嘧啶

英文化学名：3′-azido-3′-deoxythymidine

理化性质：白色结晶粉末。微溶于水，溶于乙醇。mp 124℃。

体内代谢：本品口服吸收迅速，生物利用度为 70% 左右，有首过效应。在肝脏代谢后经尿液排出。

合成路线：

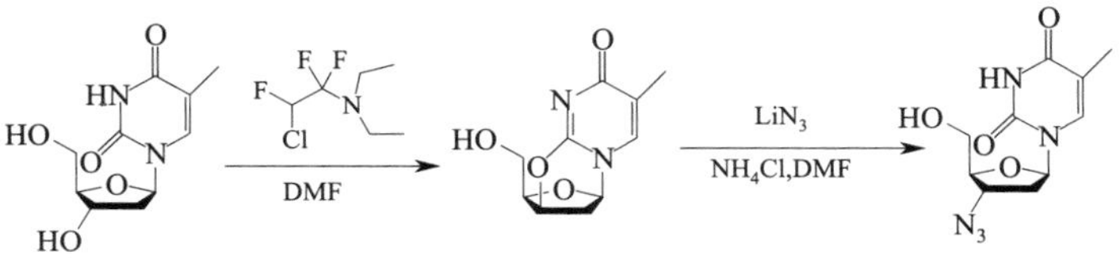

临床用途：第一个用于艾滋病及其相关症状治疗的核苷类药物。为 HIV-1 逆转录酶（RT）抑制剂，阻碍了病毒 DNA 的合成。主要毒副作用为骨髓抑制，且易产生耐药性。

药物配伍：在体外，核苷结构类似物利巴韦林可拮抗齐多夫定的抗病毒活性，应避免同时应用。

六、抗寄生虫药

针对不同的寄生虫，抗寄生虫药（antiparasitic drugs）可分为：

分类	代表药物
驱肠虫药	阿苯达唑
抗血吸虫病药	吡喹酮
抗疟药	青蒿素

青蒿素　Artemisinin

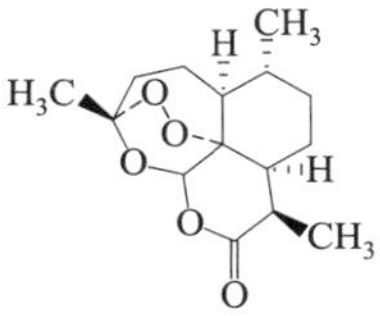

化学名： （3*R*，5a*S*，6*R*，8a*S*，9*R*，12*S*，12a*R*)-八氢-3,6,9-三甲基-3,12-桥氧-12*H*-吡喃〔4,3-j〕-1,2-苯并二塞平-10(3*H*)-酮

英文化学名： （3*R*，5a*S*，6*R*，8a*S*，9*R*，12*S*，12a*R*)-octahydro-3,6,9-trimethyl-3,12-epoxy-12*H*-pyrano〔4,3-*j*〕-1,2-benzodioxepin-10(3*H*)-one

理化性质： 本品为无色针状结晶，易溶于乙醇和乙醚，几乎不溶于水。mp 156～167℃。

结构特点：

（1）环内氧桥结构是活性必需，脱氧青蒿素（双氧桥被还原为单氧）则丧失抗疟活性。

（2）青蒿素抗疟活性的存在归于环内过氧化桥-缩酮-乙缩醛-内酯的结构以及在1,2,4-三氧杂环己烷的5位氧原子的存在。

（3）引入亲水性基团则导致抗疟活性减小，增加亲脂性可以保持和增加抗疟活性。

（4）9位取代基及其立体构型对活性有较大的影响，由于对过氧化结构存在立体障碍，当甲基由*R*型转为*S*型，则抗疟活性降低；将六元环变为七元环，由于构型改变，活性也降低。

体内代谢： 青蒿素在体内代谢为二氢青蒿素、脱氧二氢青蒿素、3a-羟基脱氧二氢青蒿素、9,10-二羟基二氢青蒿素。蒿甲醚在体内经脱醚甲基代谢转化为双氢青蒿素。

临床用途： 世卫组织认为，青蒿素联合疗法是当下治疗疟疾最有效的手段，也是抵抗疟疾耐药性效果最好的药物。

药物配伍： 尚未确定。

25. 化学治疗药
辅助测试题

第九章 降血糖药

降血糖药（hypoglycemic drugs）可分为：

分类	代表药物
磺酰脲类胰岛素分泌促进剂	格列本脲
双胍类胰岛素增敏剂	二甲双胍
α-葡萄糖苷酶抑制剂	阿卡波糖

1. 格列本脲　Glibenclamide

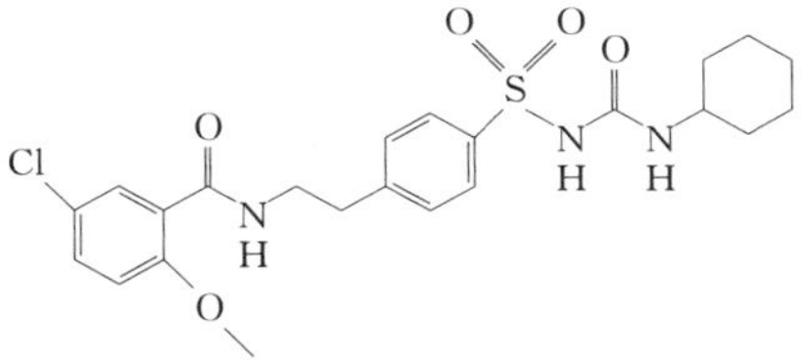

化学名：N-[2-[4-[[[(环己氨基)羰基]氨基]磺酰基]苯基]乙基]-2-甲氧基-5-氯苯甲酰胺

英文化学名：N-[2-[4-[[[(cyclohexylamino) carbonyl]-amino]sulfonyl]phenyl]-ethyl]-2-methoxy-5-chloro-benzamide

理化性质（磺酰脲类共性）：本品白色结晶性粉末，具有弱酸性（脲氮原子上氢质子解离），可溶于氢氧化钠溶液，不溶于水。脲部分不稳定，在酸性溶液中受热易水解，析出磺酰胺沉淀。mp 170～174℃。

体内代谢：环己烷羟基化代谢产物仍有活性，活性产物是反式 4-羟基格列本脲和顺式 3-羟基格列本脲。

临床用途：强效降糖药，肾功能不良者及老年患者慎用。与其他弱酸性药物一样，蛋白结合力较强，可与其他弱酸性药物竞争血浆蛋白的结合部位，导致游离药物浓度提高。因此，联合用药时要注意药物间的配伍禁忌。

药物配伍：与酒精同服时，可以引起腹部绞痛、恶心、呕吐、头痛、面部潮红和低血糖。与β受体阻滞剂合用，可增加低血糖的危险，而且可掩盖低血糖的症状，如脉率增快、血压升高等。

2. 盐酸二甲双胍　Metformin Hydrochloride

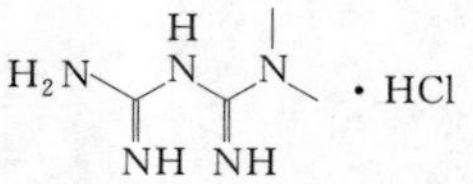

化学名：1,1-二甲基双胍盐酸盐

英文化学名：N,N-dimethylimidodicarbonimidic diamide hydrochloride

理化性质：本品为白色结晶粉末，强碱性，易溶于水，可溶于甲醇，不溶于丙酮、乙醚。

体内代谢：二甲双胍主要在小肠内吸收，吸收快，生物利用度高。与磺酰脲类化合物不同，它并不与蛋白相结合，也不被代谢，几乎全部以原形随尿排出，因此肾功能不全者及老年人慎用。

合成路线：

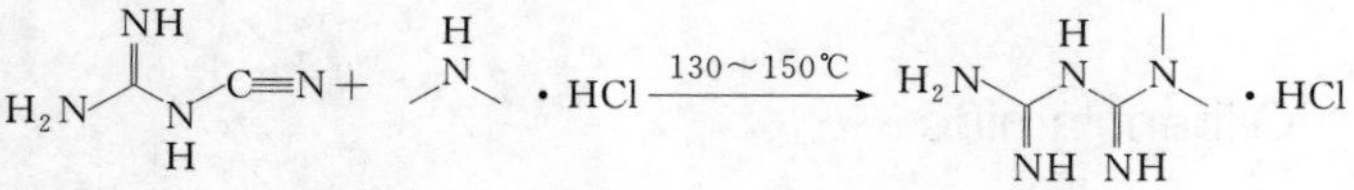

临床用途：二甲双胍可单独使用或与磺酰脲类联合用药，广泛用于 2 型糖尿病的治疗，特别适用于过度肥胖并对胰岛素耐受的糖尿病患者，有时会出现体重减轻的现象。

药物配伍：单剂联合使用二甲双胍和格列苯脲未发现二甲双胍的药代动力学参数改变。二甲双胍与呋塞米（速尿）合用，二甲双胍的曲线下面积（AUC）增加，但肾清除无变化，同时呋塞米的 C_{max} 和 AUC 均下降，终末半衰期缩短，肾清除无改变。

3. 阿卡波糖　Acarbose

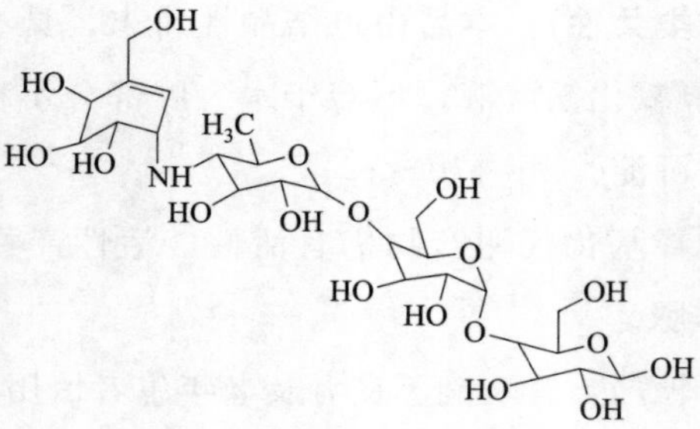

化学名：O-4,6-双脱氧-4-[[(1S,4R,5S,6S)4,5,6-三羟基-3-(羟基甲基)-2-环己烯-1-基]氨基]-α-D 吡喃葡糖基(1→4)-D-吡喃葡萄糖

英文化学名：O-4,6-dideoxy-4-[[[1S-(1α,4α,5β,6α)]-4,5,6-trihydroxy-3-(hydroxymethyl)-2-cyclohexen-1-yl] amino]-α-D-glucopyranosyl-(1 → 4)-O-α-D-glucopyranosyl-(1→4)-D-glucose

理化性质：本品为淡黄色粉末。其活性部位包括取代的环己烯环和 4,6-脱氧-

4-氨基-D-葡萄糖。

体内代谢： 口服后很少吸收，被肠内的酶和菌群所代谢。

临床用途： 胃肠道功能紊乱，禁用于有炎症性肠病的患者和肝损伤的患者。如果出现低血糖，需要给予葡萄糖。

药物配伍： 本品具有抗高血糖的作用，但它本身不会引起低血糖。如果本品与磺酰脲类药物、二甲双胍或胰岛素一起使用时，血糖会下降至低血糖的水平，故合用时需减少磺酰脲类药物、二甲双胍或胰岛素的剂量。

26. 降血糖药
辅助测试题

第十章　甾体激素药

甾体激素药（steroid hormones drug）可分为：

分类	代表药物
雌激素	雌二醇、己烯雌酚(非甾体)
雄激素	丙酸睾酮
孕激素	醋酸甲羟孕酮、左炔诺孕酮
皮质激素	氢化可的松、醋酸地塞米松

1. 雌二醇　Estradiol

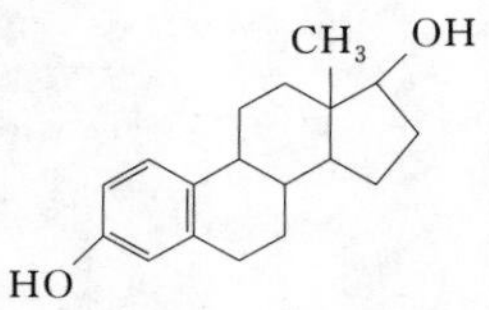

化学名：雌甾-1,3,5(10)-三烯-3,17β-二醇

英文化学名：17β-estra-1,3,5(10)-triene-3,17-diol

理化性质：本品为白色结晶粉末，有吸湿性。不溶于水，可溶于乙醇、三氯甲烷、植物油中。

药物代谢：雌二醇在体内经羟化代谢得雌三醇，氧化得雌酮。本品是活性最强的内源性雌激素，口服无效。

药物合成：

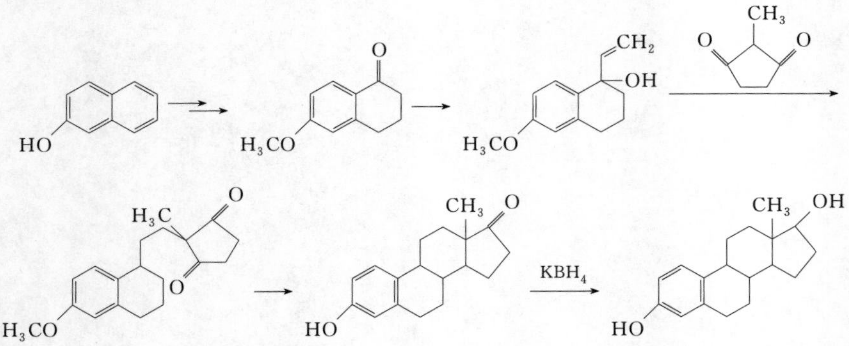

临床用途：本品用于治疗卵巢功能不全引起的疾病。也适用于雌激素缺乏引起的盗汗、头晕等症状。

药物配伍：诱导肝酶的药物会增加雌激素的代谢，可能降低雌激素的效果。

与雌激素有相互作用能诱导肝酶的药物有巴比妥、苯妥英、利福霉素、酰胺咪嗪。

2. 己烯雌酚　Diethylstilbestrol

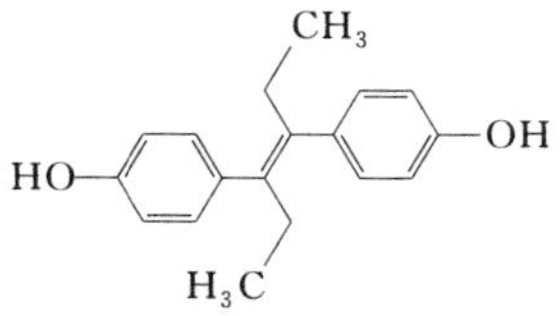

化学名：(E)-4,4-(1,2-二乙基-1,2-亚乙烯基)双苯酚

英文化学名：(E)-4,4-(1,2-diethyl-1,2-ethenediyl)bisphenol

理化性质：本品为白色结晶粉末。溶于乙醇、三氯甲烷、乙醚中，不溶于水。本品为反式己烯雌酚，顺式无药理活性。分子中含有两个酚羟基，遇 $FeCl_3$ 显色。

药物代谢：本品口服吸收快，在肝中代谢很慢，一般制成口服制剂，也可将其溶在植物油中制成油针剂。

合成路线：

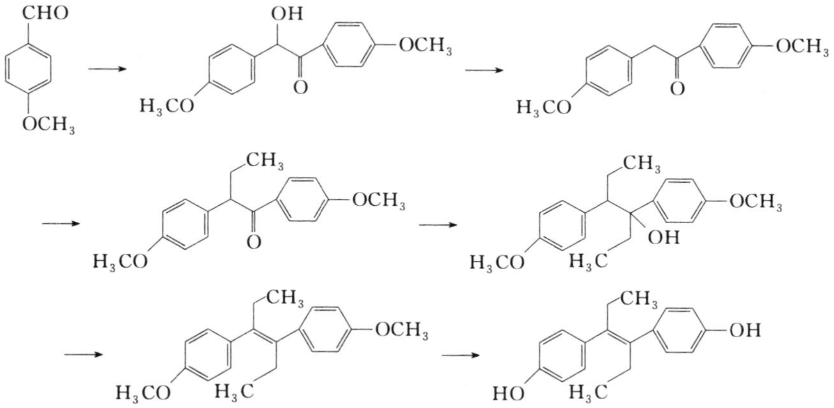

临床用途：最早用于临床的非甾体雌激素，用于补充雌激素不足，可代替天然雌二醇而广泛应用于临床。

药物配伍：尚不明确。

3. 丙酸睾酮　Testosterone Propoonate

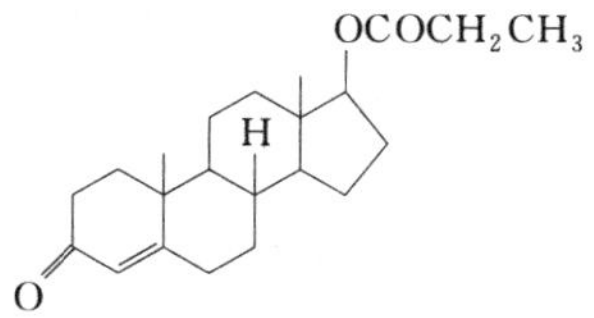

化学名：17β-羟基雄甾-4-烯-3-酮丙酸酯

英文化学名：17β-hydroxyandrost-4-en-3-one propionate

理化性质：本品为白色结晶粉末，易溶于三氯甲烷，可溶于乙醇，在水中不溶。性质相对稳定，遇热光均不易分解。

药物代谢： 本品进入体内后逐渐水解放出睾酮而发挥长效作用。

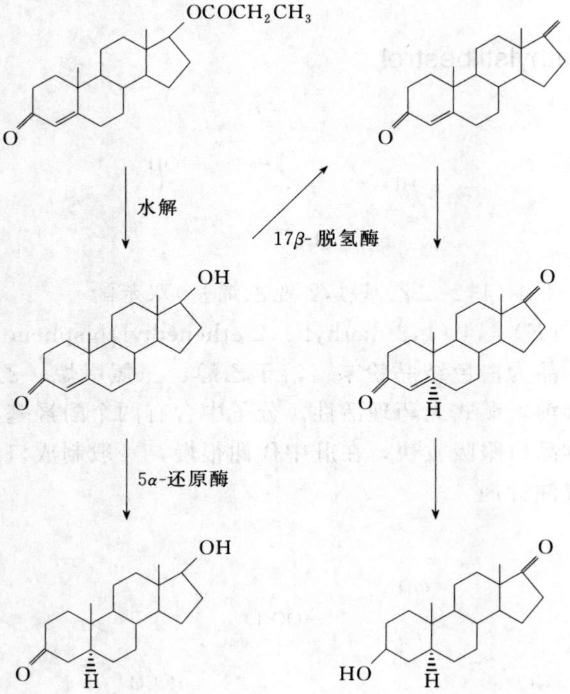

合成路线：

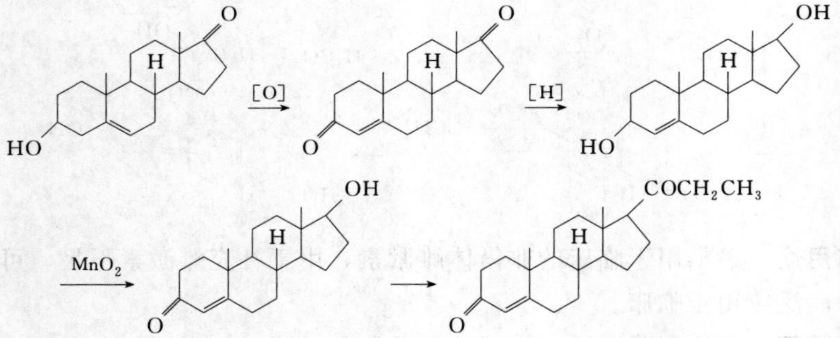

　　临床用途： 本品主要用于无睾症、月经过多、功能性子宫出血、再生障碍贫血、老年骨质疏松等疾病，还可用于治疗子宫肌癌、肾癌等。

　　药物配伍： 与口服抗凝药合用，可增强口服抗凝药的作用，甚至可引起出血；与胰岛素合用，对蛋白同化有协同作用。

4. 醋酸甲羟孕酮　Medroxyprogesterone Acetate

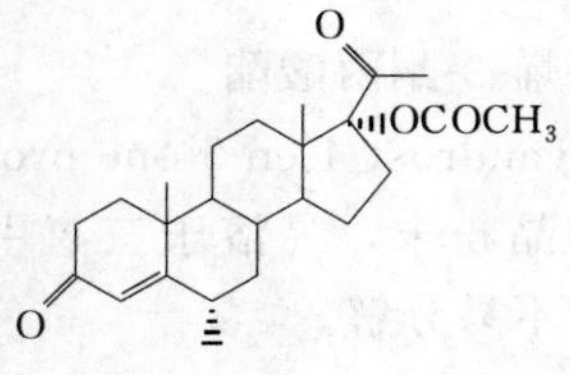

化学名：6α-甲基-17α-羟基孕甾-4-烯-3,20-二酮乙酸酯

英文化学名：6α-methyl-17α-hydroxy-4-ene-3,20-dione acetate

理化性质：本品为白色结晶，微溶于三氯甲烷和乙醇，不溶于水。mp 202～208℃。

药物代谢：本品在黄体酮的药物代谢中发现，口服在胃肠道吸收，在肝脏中降解。孕酮类化合物失活的主要途径是 6 位羟基化，16、17 位氧化，3,20 二酮被还原为二醇。

临床用途：本品用于治疗月经不调、乳腺癌、子宫内膜异位等疾病。

药物配伍：本品与化疗药物合并使用，可增强其抗癌作用效果。与肾上腺皮质激素合用可促进血栓症。

5. 左炔诺孕酮　Levonorgestrel

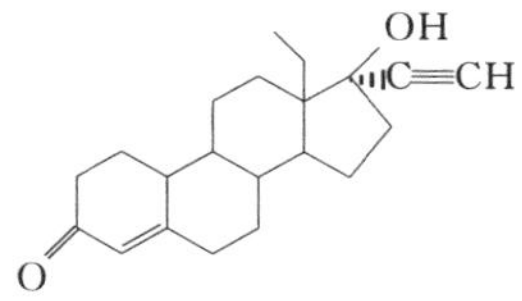

化学名：D(－)-17α-乙炔基-17β-羟基-18-甲基雌甾-4-烯-3-酮

英文化学名：D(－)-17α-ethynyl-17β-hydroxy-18-methyl-estro-4-en-3-one

理化性质：本品为白色结晶粉末，可溶于三氯甲烷，不溶于水中，可微溶于甲醇。本品的左旋异构体为药用，右旋体无效。

药物代谢：本品口服吸收完全，生物利用度在 80％以上。

合成路线：左炔诺孕酮是最先实现工业化生产的全合成甾体激素。

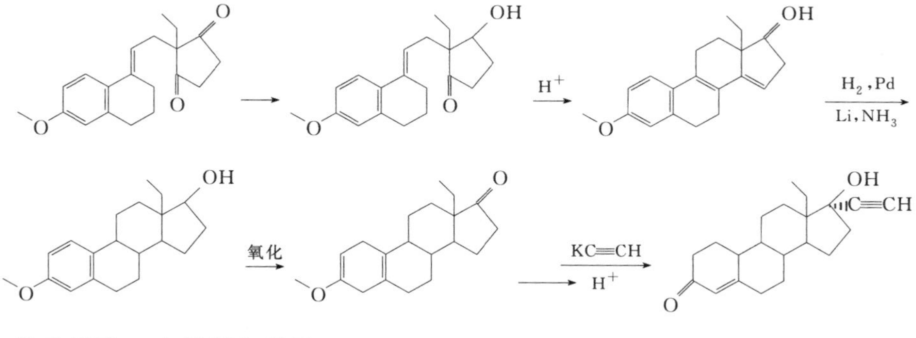

临床用途：女性紧急避孕。

药物配伍：如与其他药物（尤其是苯巴比妥、苯妥英钠、利福平、卡马西平、大环内酯类抗生素、咪唑类抗真菌药、西咪替丁以及抗病毒药等）同时使用可能会发生药物相互作用，详情请咨询医（药）师。

6. 氢化可的松　Hydrocortisone

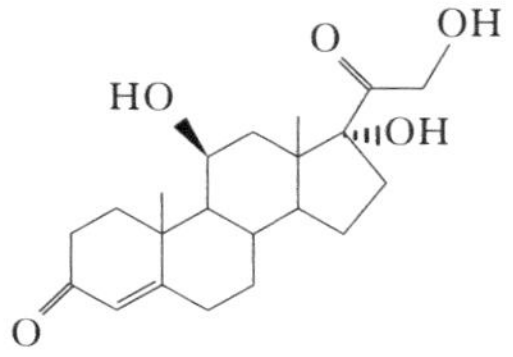

化学名：$11\beta,17\alpha,21$-三羟基孕甾-4-烯-3,20-二酮

英文化学名：$11\beta,17\alpha,21$-trihydroxypregn-4-ene-3,20-dione

理化性质：本品为白色结晶性粉末，易溶于三氯甲烷，微溶于乙醇中，不溶于水。需避光保存。

药物代谢：本品进入体内后代谢成 5β-孕甾烷甾体，后经尿及胆汁中排出。

临床用途：本品主要用于治疗皮炎、湿疹、角膜炎等疾病。

药物配伍：（1）非甾体消炎镇痛药可加强其致溃疡作用。（2）可增强对乙酰氨基酚的肝毒性。（3）与两性霉素 B 或碳酸酐酶抑制剂合用，可加重低钾血症，长期与碳酸酐酶抑制剂合用，易发生低血钙和骨质疏松。

7. 醋酸地塞米松　Dexamethasone Acetate

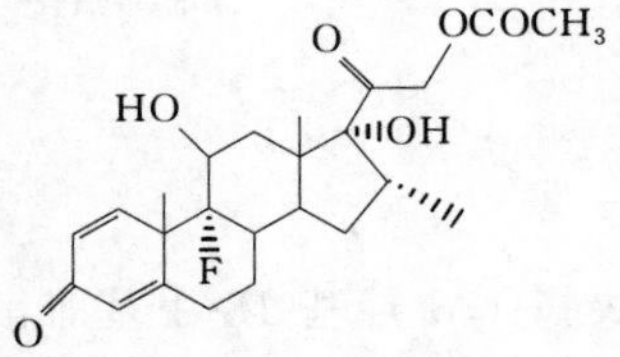

化学名：16α-甲基-$11\beta,17\alpha,21$-三羟基-9α-氟孕甾-1,4-二烯-3,20-二酮-21-醋酸酯

英文化学名：16α-methyl-$11,17\alpha,21$-trihydroxy-9α-Fluoropregna-1,4-diene-3,20-dione-21-acetate

理化性质：本品为白色结晶粉末，易溶于丙酮，不溶于水，固体需避光保存，在空气中稳定。

合成路线：

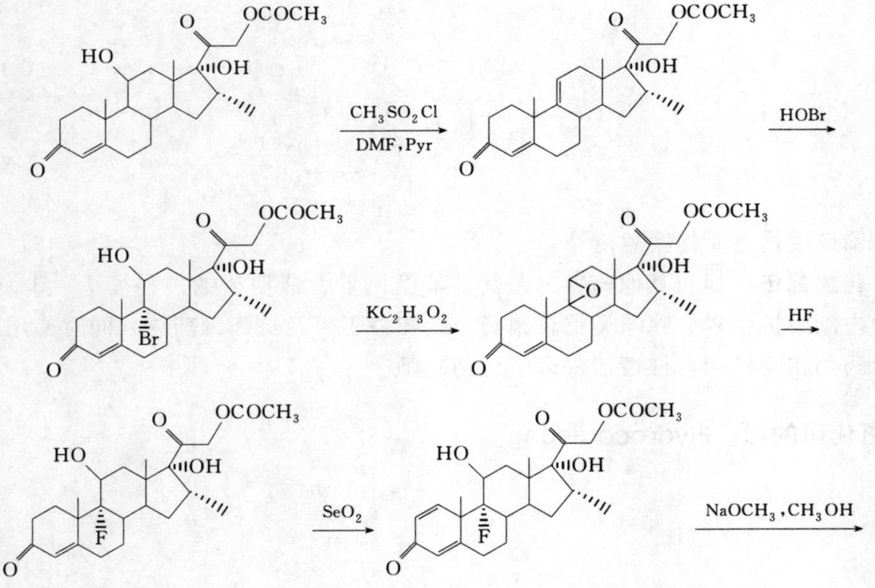

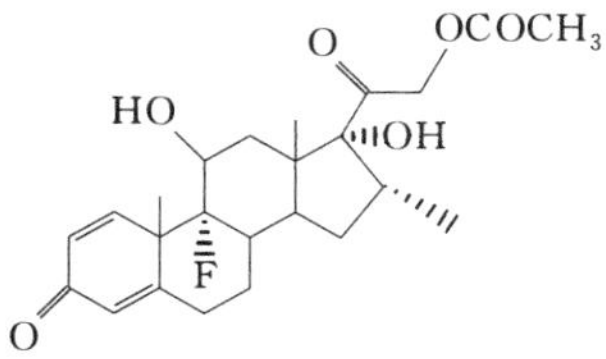

药物代谢：本品是最有效的糖皮质激素之一，口服后随尿液排出，一半以上以葡萄糖苷酸形式排泄。

临床用途：用于治疗各种类型皮炎和牛皮癣等疾病，其抗炎作用是氢化可的松的 28～40 倍，副作用小。

药物配伍：与水杨酸类药合用，增加其毒性；可减弱抗凝血剂、口服降糖药作用，应调整剂量；与利尿剂（保钾利尿剂除外）合用可引起低血钾症，应注意用量。

27. 甾体激素药
辅助测试题

第十一章　维生素

维生素（vitamins）可分为：

分类	代表药物
脂溶性维生素	维生素 A、D_3、E、K_3
水溶性维生素	维生素 B_1、B_2、C

一、脂溶性维生素

1. 维生素 A 醋酸酯　Vitamin A Acetate

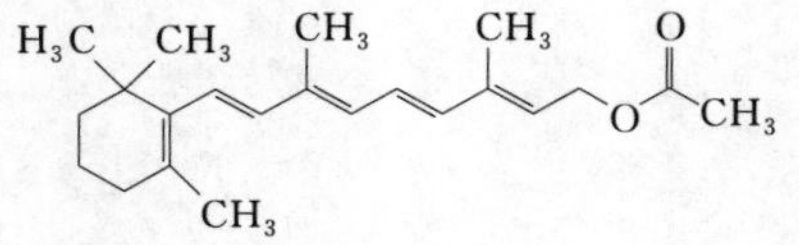

化学名：（全-E 型)-3,7-二甲基-9-(2,6,6-三甲基-1-环己-1-烯基)-2,4,6,8-壬四烯-1-醇醋酸酯

英文化学名：（all-E)-3,7-dimethyl-9-(2,6,6-trimethyl-1-cyclohexen-1-yl)-2,4,6,8-nonatetraen-1-ol

理化性质：本品为淡黄色油状液体。不溶于水，易溶于乙醇、氯仿和乙醚，可溶于植物油。易氧化，对紫外线不稳定，空气中自动氧化。丙烯型醇结构，对酸不稳定，遇酸易发生脱水反应，活性降低，常用维生素 A 醋酸酯。长期储存异构化为顺式异构体，活性降低。

体内代谢：

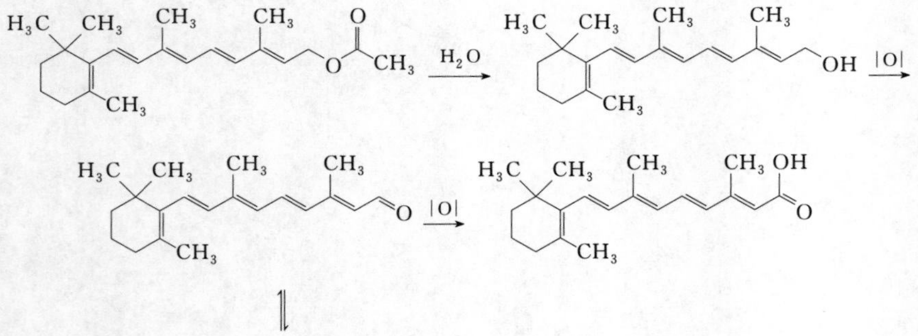

临床用途：本品主要影响骨的生长和上皮组织代谢，也具有防癌和抗癌的辅助作用。

药物配伍：如与其他药物同时使用可能会发生药物相互作用，详情请咨询医（药）师。

2. 维生素 D₃ Vitamin D₃

化学名：9，10-开环胆甾-5，7，10（19）-三烯-3β-醇

英文化学名：$(3\beta,5Z,7E)$-9,10-secocholestra-5,7,10(19)-trien-3-ol

理化性质：本品为无色针状结晶，在光或空气中均不稳定，因此需避光、密闭保存。本品易溶于乙醇、三氯甲烷或乙醚中，不溶于水。

体内代谢：本品本身不具有生物活性，进入体内，先后被肝、肾经两步代谢形成 1α,25-二羟基维生素 D₃ 即活性维生素 D，才能发挥作用。

临床用途：本品主要用于抗佝偻病、骨软化症及老年性骨质疏松症等。过量可导致维生素 D 中毒，停用后可逐渐复原。

药物配伍：含镁的制酸药与维生素 D₃ 同用，特别是慢性肾功能衰竭病人，可引起高镁血症。巴比妥、苯妥英钠、扑米酮、抗惊厥药等可降低维生素 D₃ 的效应，因此长期服用抗惊厥药时应补给维生素 D₃，以防止骨软化症。

3. 维生素 E 醋酸酯 Vitamin E Acetate

化学名：(2S)-2,5,7,8-四甲基-2-(4,8,12-三甲基十三烷基)-6-苯并二氢吡喃醇醋酸酯

英文化学名：$(2S)$-2,5,7,8-tetramethyl-2-[$(4R,8S)$-4,8,12-trimethyltridecyl]-3,4-dihydro-2H-chromen-6-yl acetate

理化性质：本品为黄色透明黏稠液体，遇光颜色加深。侧链的 4,8,12 叔碳原子易自动氧化，需避光保存。酯易水解得 α-生育酚，后者易被氧化。

体内代谢：α-生育酚醋酸酯在体内快速转化成游离 α-生育酚，α-生育酚进一步

代谢为 α-生育醌和 α-生育醌二聚物。α-生育醌可被还原成 α-生育氢醌或进一步氧化成 α-生育酸。

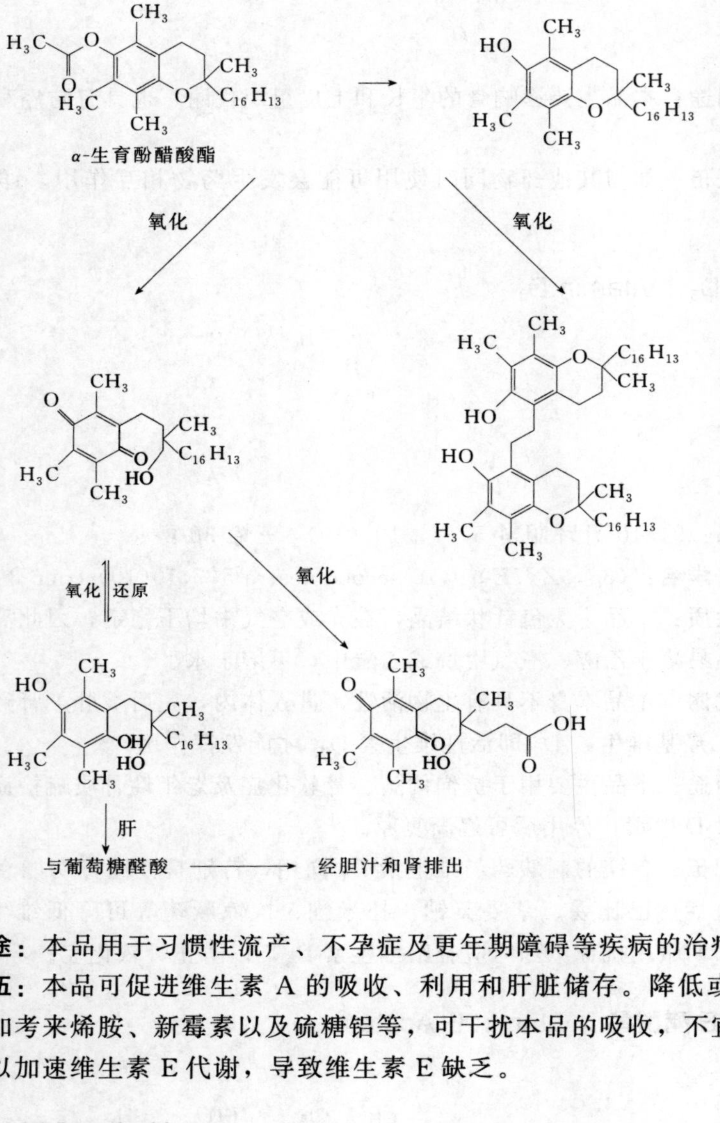

α-生育酚醋酸酯

氧化   氧化

氧化 ⇌ 还原   氧化

肝
与葡萄糖醛酸 ——→ 经胆汁和肾排出

    临床用途：本品用于习惯性流产、不孕症及更年期障碍等疾病的治疗。

    药物配伍：本品可促进维生素 A 的吸收、利用和肝脏储存。降低或影响脂肪吸收的药物如考来烯胺、新霉素以及硫糖铝等，可干扰本品的吸收，不宜同服。口服避孕药可以加速维生素 E 代谢，导致维生素 E 缺乏。

4. 维生素 K₃   Vitamin K₃

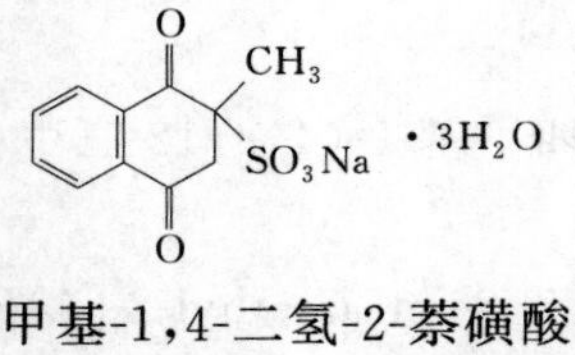

$\cdot 3H_2O$

    化学名：1,2,3,4-四氢-2-甲基-1,4-二氢-2-萘磺酸钠盐三水合物

    英文化学名：1,2,3,4-tetrahydro-2-methyl-1,4-dioxo-2-naphthalenesulfonic acid sodium salt trihydrate

    理化性质：白色结晶粉末，吸湿后结块，易溶于水，不溶于苯和乙醚。本品的水溶液遇酸、碱、空气可产生沉淀，遇光可变色。

临床用途：主要用于防治因维生素 K 缺乏所致的缺血症如新生儿出血、长期口服抗生素导致的出血症等，人体通常情况下不缺乏该维生素。

药物配伍：尚不明确。

二、水溶性维生素

1. 维生素 B₁　Vitamin B₁

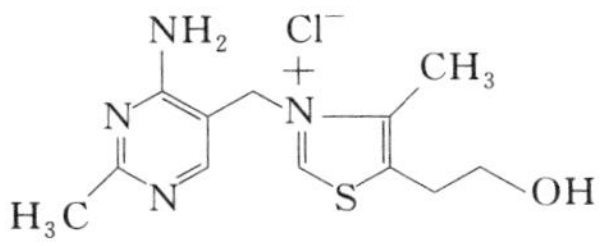

化学名：氯化-4-甲基-3〔2-甲基-4-氨基-5-嘧啶基）甲基〕-5-（2-羟乙基）噻唑

英文化学名：3-[（4-amino-2-methyl-5-pyrimidinyl）methyl]-5-（2-hydroxyethyl)-4-methyl thiazolium

理化性质：本品为白色细小结晶，易溶于水，微溶于乙醇。其盐酸盐为白色结晶性粉末，易潮解，易溶于水，不溶于乙醚。本品遇光易变色，mp 245～250℃。固体状态稳定，水溶液在碱性条件下易分解，发生噻唑环的开环，生成硫醇型化合物，与空气长时间接触或遇氧化剂，可被氧化成具有荧光的硫色素（硫胺荧）而失效。遇光或接触铜、铁、锰等金属离子，加速氧化作用。硫色素可溶于异丁醇中，呈蓝色荧光，加酸酸化，荧光消失，碱化后荧光又显现。

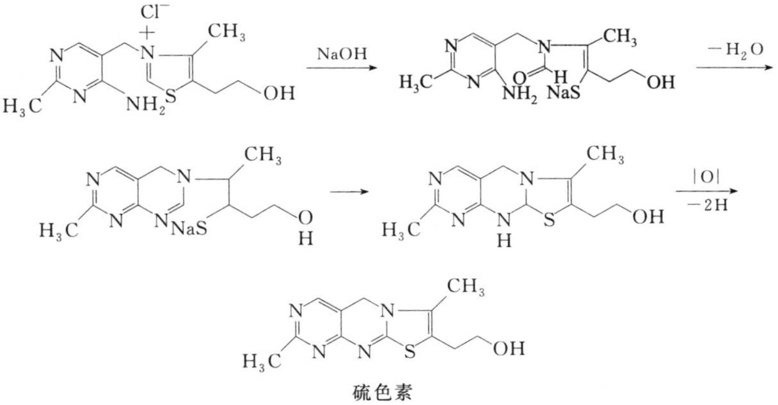

硫色素

本品水溶液在 pH＝5～6 时，可与亚硫酸氢钠作用发生分解反应，因此不能用亚硫酸氢钠作抗氧剂。

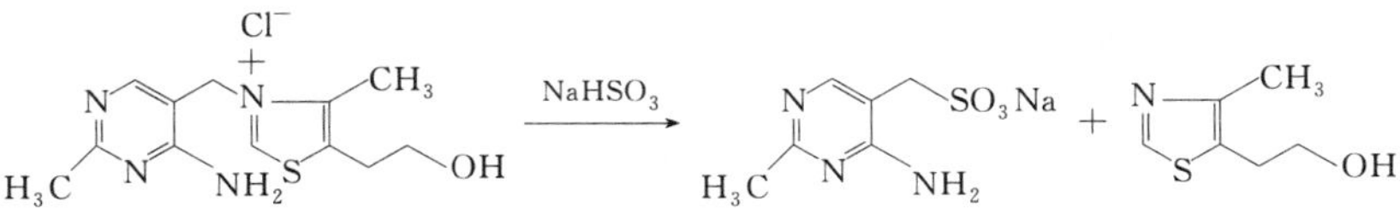

体内代谢：

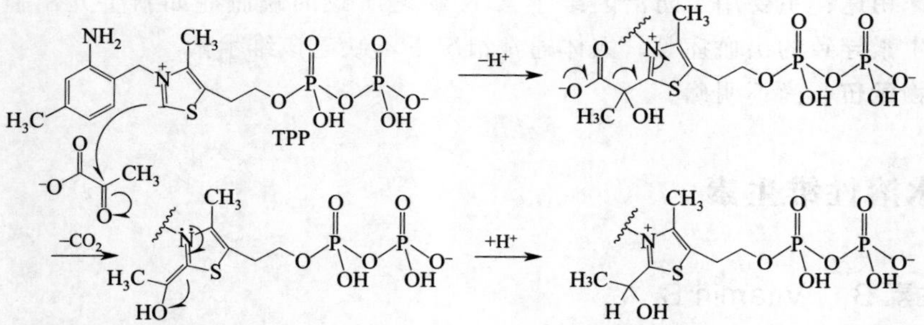

临床用途：维生素 B_1 被体内吸收后，转变为具有生物活性的硫胺焦磷酸酯，它是脱羧酶的辅酶并参与体内代谢，临床上可用于脚气病的治疗及促进消化功能。

药物配伍：本品遇碱性药物如碳酸氢钠、枸橼酸钠等可发生变质；本品不宜与含鞣质的中药和食物合用。

2. 维生素 B_2　Vitamin B_2

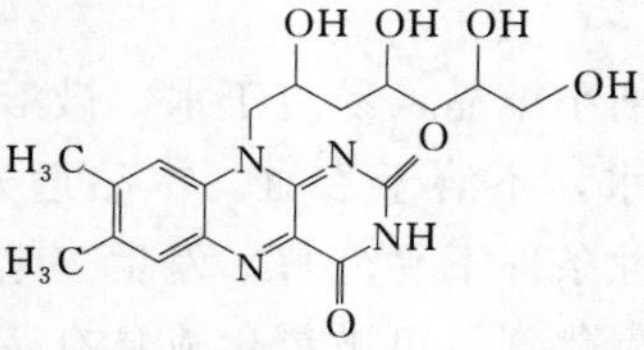

化学名：7,8-二甲基-10-(D-核糖型-2,3,4,5-四羟基戊基)异咯嗪

英文化学名：7,8-dimethyl-10-(D-ribo-2,3,4,5-tetrahydroxypentyl)isoal loxazine

理化性质：本品为橙黄色结晶性粉末，在水中几乎不溶，在稀氢氧化钠溶液中溶解。核糖醇部分含有 3 个手性碳，光照下会发生部分消旋化，分解速度随温度升高和 pH 变化而加速。维生素 B_2 分子结构由 7,8-二甲基异咯嗪及核糖醇两部分组成。1,5 位 N 存在的活泼共轭双键有关，既可作氢供体，又可作氢递体。存在以下氧化型和还原型两种形式：

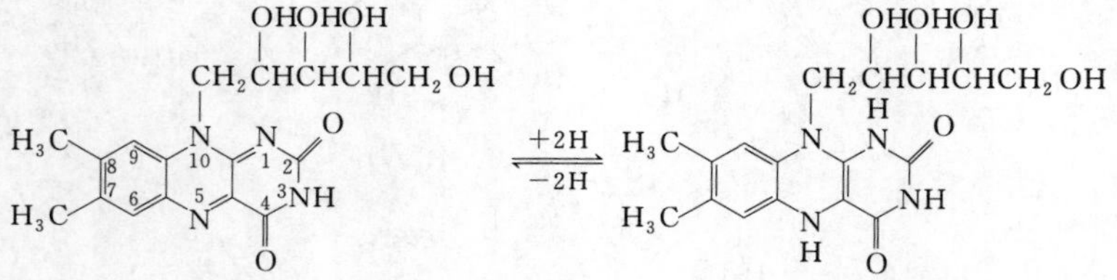

氧化型　　　　　　　　　　还原型

临床用途：临床用于治疗因维生素 B_2 缺乏引起的唇炎、舌炎、脂溢性皮炎等。

药物配伍：饮酒（乙醇）影响肠道对维生素 B_2 的吸收。同用吩噻嗪类、三环类抗抑郁药、丙磺舒等药时，维生素 B_2 用量增加。不宜与甲氧氯普胺（胃复安）合用。

3. 维生素 C　Vitamin C

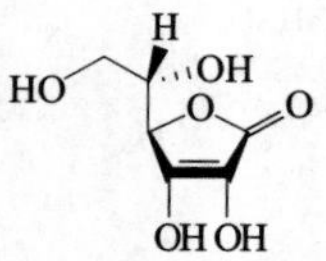

化学名：L(＋)-苏阿糖型-2,3,4,5,6-五羟基-2-己烯酸-4-内酯

英文化学名：L-threo-2,3,4,5,6-pentahydroxy-2-hexenoic acid-4-lactone

理化性质：维生素 C 是呈无色无臭的片状晶体，易溶于水，基本不溶于有机溶剂。在酸性环境中稳定，遇空气中氧、热、光、碱性物质易变质，需避光、密闭保存。

结构特征：

（1）含结构为含六个碳原子的酸性多羟基化合物；

（2）有两个手性碳原子（4 位和 5 位），有四个光学异构体，L-（＋）抗坏血酸的活性最高；D-(-)-异抗坏血酸的活性仅为其 1/20，D-(-)-抗坏血酸和 L-(＋)-异抗坏血酸几乎无效。

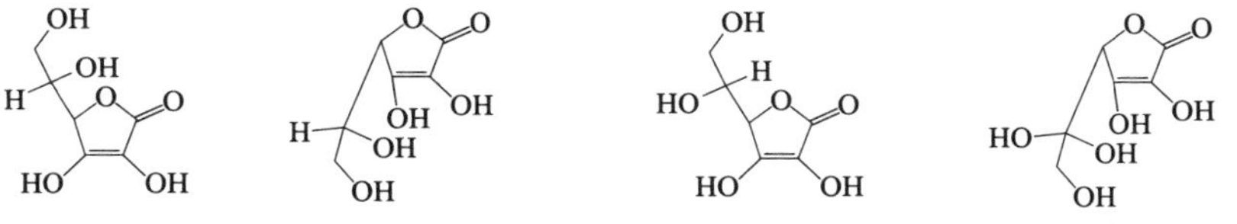

L-(+)-抗坏血酸　　D-(-)-抗坏血酸　　D-(-)-异抗坏血酸　　L-(+)异抗坏血酸

（3）在水溶液中可发生互变异构并主要以烯醇式存在。两种酮式异构体中，2-氧代物较 3-氧代物稳定，能分离出来，3-氧代物极不稳定，易变成烯醇式结构。由于两个烯醇羟基极易游离，释放出 H^+，水溶液显酸性。

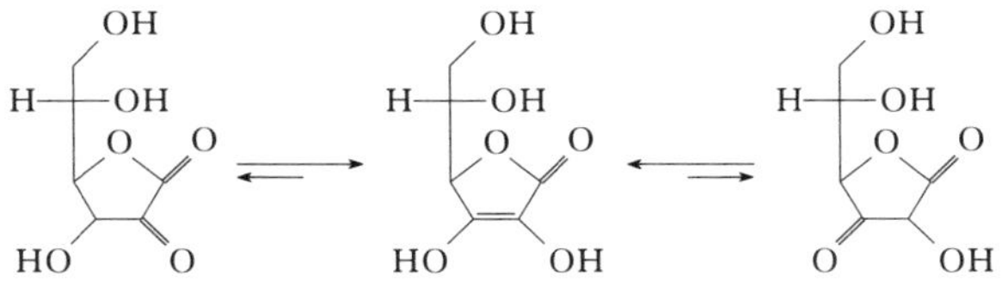

2-氧代物　　　　　烯醇式　　　　　3-氧代物

临床用途：本品主要用于防治牙龈出血、预防感冒、重金属中毒的解毒等，也用于治疗尿酸化、高铁血红蛋白症等疾病。制药和食品工业可作为抗氧剂和添加剂及化学聚合物促进剂等。

药物配伍：口服大剂量（一日量大于 10g）维生素 C 可干扰抗凝药的抗凝效果。与巴比妥或扑米酮等合用，可促使维生素 C 的排泄增加。纤维素磷酸钠可促使维生素 C 代谢为草酸盐。

28. 维生素辅助
测试题

参 考 文 献

［1］ 白东鲁，陈凯先. 高等药物化学. 北京：化学工业出版社，2011.

［2］ 尤启冬. 药物化学. 第 8 版. 北京：人民卫生出版社，2016.

［3］ 尤启冬. 药物化学. 第 3 版. 北京：化学工业出版社，2016.

［4］ 张胜建. 药物合成反应. 北京：化学工业出版社，2010.

［5］ Wenhai H，Rong S，Yongzhou H. Dual-target-directed 1,3-diphenylurea derivatives：BACE 1 inhibitor and metal chelator against Alzheimer's disease ［J］. Bioorg. Med. Chem. 2010，18：5610-5615.

［6］ Cavalli A，Bolognesi M. L，Capsoni S. et al. A small molecule targeting the multifactorial nature of Alzheimer's disease ［J］. Angew. Chem. ，Int. Ed. 2007，46：3689-3692.

［7］ Jin H，Randazzo J，Zhang P，et al. Multifunctional antioxidants for the treatment of age-related diseases ［J］. J. Med. Chem. 2010，53：1117-1127.

附录：典型药物的中英文对照

A
阿卡波糖 Acarbose
阿莫西林 Amoxicillin
阿奇霉素 Azithromycin
阿瑞匹坦 Aprepitant
阿司匹林 Aspirin
阿托伐他汀钙
Atorvastatin Calcium
阿昔洛韦 Aciclovir
埃克替尼 Icotinib
艾司唑仑 Estazolam
氨氯地平 Amlodipine
氨曲南 Aztreonam
昂丹司琼 Ondansetron
奥美拉唑 Omeprazole

B
白消安 Busulfan
贝诺酯 Benorilate
苯巴比妥 Phenobarbital
苯磺酸阿曲库铵
Cisatracurium Besilate
苯妥英钠 Phenytoin Sodium
吡罗昔康 Piroxicam
丙酸睾酮 Testosterone Propionate
布洛芬 Ibuprofen

C
雌二醇 Estradiol
醋酸地塞米松
Dexamethasone Acetate
醋酸甲羟孕酮
Medroxyprogesterone Acetate

D
地尔硫䓬 Diltiazem
地高辛 Digoxin
地西泮 Diazepam
对氨基水杨酸钠
Sodium Aminosalicylate
对乙酰氨基酚 Acetaminophen
多潘立酮 Domperidone

E
厄洛替尼 Erlotinib

F
法莫替丁 Famotidine
呋塞米 Furosemide
氟康唑 Fluconazole
氟尿嘧啶 Fluorouracil
氟哌啶醇 Haloperidol

G
格列本脲 Glibenclamide

H
红霉素 Erythromycin
环丙沙星 Ciprofloxacin
环磷酰胺 Cyclophosphamide
磺胺醋酰 Sulfacetamide SA
磺胺甲噁唑
Sulfamethoxazole SMZ
磺胺嘧啶 Sulfadiazine SD

J
吉非罗齐 Gemfibrozil
己烯雌酚 Diethylstilbestrol
甲氨蝶呤 Methotrexate

甲溴东莨菪碱
Scopolamine Methobromide
甲氧苄啶 Trimethoprim TMP
酒石酸唑吡坦 Zolpidem Tartrate

K
卡马西平 Carbamazepine
卡莫司汀 Carmustine
卡托普利 Captopril
克拉维酸钾 Clavulanate Potassium
克霉唑 Clotrimazole

L
雷贝拉唑 Rabeprazole
雷尼替丁 Ranitidine
利巴韦林 Ribavirin
利福平 Rifampin
利血平 Reserpine
链霉素 Streptomycin
硫酸阿托品 Atropine Sulfate
洛伐他汀 Lovastatin
氯吡格雷 Clopidogrel
氯氮平 Clozapine
氯雷他定 Loratadine
氯霉素 Chloramphenicol
氯沙坦 Losartan

M
马来酸氯苯那敏
Chlorphenamine Maleate
米非司酮 Mifepristone

N
萘普生 Naproxen
诺氟沙星 Norfloxacin

P
普洛加胺 Progabide
普萘洛尔 Propranolol

Q
齐多夫定 Zidovudine
羟布宗 Oxyphenbutazone
羟基喜树碱 Hydroxycamptothecin

青蒿素 Artemisinin
青霉素 Benzylpenicillin
氢化可的松 Hydrocortisone
氢氯噻嗪 Hydrochlorothiazide
氢溴酸山莨菪碱
Anisodamine Hydrobromide
巯嘌呤 Mercaptopurine

S
塞来昔布 Celecoxib
沙丁胺醇 Salbutamol
肾上腺素 Epinephrine
舒巴坦 Sulbactam
双氯芬酸钠 Diclofenac Sodium
顺铂 Cisplatin
四环素 Tetracycline

T
头孢氨苄 Cefalexin

W
维生素 A Vitamin A
维生素 B_1 Vitamin B_1
维生素 B_2 Vitamin B_2
维生素 C Vitamin C
维生素 D_3 Vitamin D_3
维生素 E Vitamin E
维生素 K_3 Vitamin K_3

X
西咪替丁 Cimetidine
硝苯地平 Nifedipine
硝酸甘油 Nitroglycerin
硝酸异山梨酯 Isosorbide Dinitrate
溴新斯的明 Neostigmine Bromide

Y
亚胺培南 Imipenem
盐酸胺碘酮
Amiodarone Hydrochloride
盐酸氮芥
Chlormethine Hydrochloride
盐酸二甲双胍
Metformin Hydrochloride

盐酸利多卡因
Lidocaine Hydrochloride
盐酸氯丙嗪
Chlorpromazine Hydrochloride
盐酸麻黄碱
Ephedrine Hydrochloride
盐酸吗啡
Morphine Hydrochloride
盐酸美沙酮
Methadone Hydrochloride
盐酸美西律
Mexiletine Hydrochloride
盐酸哌替啶
Pethidine Hydrochloride
盐酸普鲁卡因
Procaine Hydrochloride

盐酸赛庚啶
Cyproheptadine Hydrochloride
盐酸西替利嗪
Cetirizine Hydrochloride
盐酸乙胺丁醇
Ethambutol Hydrochloride
氧氟沙星 Ofloxacin
伊托必利 Itopride
依他尼酸 Etacrynic Acid
异戊巴比妥 Amobarbital
异烟肼 Isoniazid
吲哚美辛 Indomethacin

Z
紫杉醇 Paclitaxel
左炔诺孕酮 Levonorgestrel
左氧氟沙星 Levofloxacin